DU

RHUMATISME SYPHILITIQUE

PAR

Adolphe VAFFIER

Docteur en médecine de la Faculté de Paris,

Médecin de la Marine.

PARIS

ADRIEN DELAHAYE, LIBRAIRE-ÉDITEUR

PLACE DE L'ÉCOLE-DE-MÉDECINE

1875

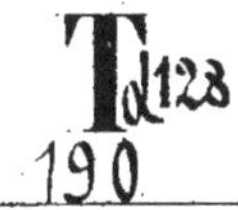

DU

RHUMATISME SYPHILITIQUE

DU

RHUMATISME

SYPHILITIQUE

PAR

Adolphe VAFFIER

Docteur en médecine de la Faculté de Paris.

Médecin de la Marine.

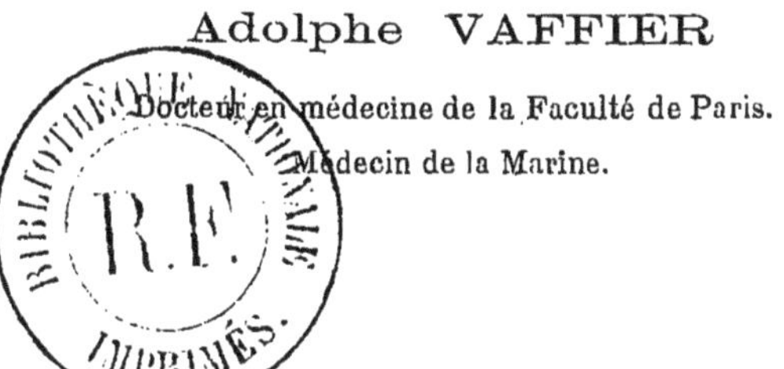

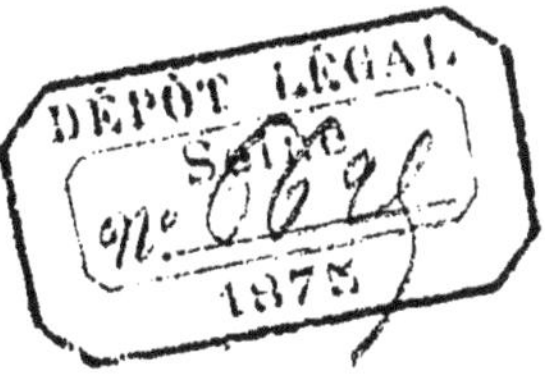

PARIS

ADRIEN DELAHAYE, LIBRAIRE-ÉDITEUR

PLACE DE L'ÉCOLE-DE-MÉDECINE

1875

DU

RHUMATISME SYPHILITIQUE

INTRODUCTION.

Pendant un séjour de deux ans que nous fîmes à bord de la corvette cuirassée *la Belliqueuse*, dans les parages de la Chine et du Japon, nous eûmes l'occasion d'observer des manifestations syphilitiques très-curieuses qui captivèrent au plus haut point notre attention.

Élève des syphilographes distingués de l'école de Lyon, il ne nous avait cependant jamais été donné de voir auprès de ces maîtres des accidents analogues à ceux qui évoluaient chaque jour sous nos yeux.

Tous les cas de syphilis qui se présentaient à nous revêtaient une forme singulière : la vérole se montrait bien entourée de son cortége habituel; mais elle produisait en même temps chez les sujets contagionnés des symptômes ressemblant quelquefois, à s'y méprendre, à ceux du rhumatisme vulgaire. La première fois que de pareils symptômes se déclarèrent au début de l'infection, nous pensâmes qu'il s'agissait d'une simple coïncidence. Mais plus tard, quand nous pûmes constater des accidents rhumatismaux chez tous nos syphilitiques de date récente, et que, interrogeant ces malades, ils nous affirmaient n'avoir jamais souffert de douleurs articulaires, nous fûmes bien forcé d'admettre que nous avions affaire à une forme spéciale de la vérole.

Nous recueillîmes donc avec le plus grand soin les cas qui s'offrirent à notre observation; ils furent malheu·sement peu nombreux, notre champ d'études ne s'étendant guère au delà du navire, où les exigences du métier nous retenaient le plus souvent. Les matelots, du reste, ne descendaient qu'exceptionnellement à terre; ils ne pouvaient par suite, que bien rarement s'exposer à la contagion, et nous fournir des cas intéressants à étudier.

Mais frappé de voir la syphilis revêtir la forme rhumatismale chez tous ceux qui la contractaient, nous nous enquîmes auprès des médecins anglais et hollandais avec lesquels nous avions des relations journalières, si la vérole présentait souvent cet aspect singulier. Ils nous affirmèrent que le rhumatisme syphilitique était la règle au début de l'infection chez les indigènes aussi bien que chez les Européens. Le médecin en chef des troupes anglaises à Yoko-Hama, pour nous donner la preuve de ce qu'il avançait, nous conduisit un jour dans un hôpital dont il avait la direction, et qui avait été construit spécialement, d'après les ordres du gouvernement Anglais, pour traiter les prostituées indigènes; là, il nous montra plusieurs cas analogues à ceux que nous avions suivis. Nous aurions pu recueillir, grâce à son obligeance, de nombreuses observations des plus probantes, si l'ordre du départ n'était pas arrivé brusquement, nous laissant seulement des souvenirs de ce dont nous avions été témoin.

L'année dernière, du reste, au mois de février, comme la corvette se trouvait en rade de Nagasaki, nous fûmes priés par l'évêque, M. le médecin principal Robert et moi, de visiter des chrétiens qu'un édit du mikado venait de rappeler d'exil, et qui, par suite des souffrances qu'ils avaient endurées, présentaient les affections les plus variées. Presque tous ceux qui étaient syphilitiques, et ils étaient nombreux, accusaient des accidents du côté des cavités articulaires, des bourses séreuses et des gaînes synoviales. Ils savaient si bien en général quelle était la nature de leur mal, qu'interrogés sur la cause qui avait pu produire de pareilles lésions, ils répondaient presque tous que c'était la « kasa », expression qui, en langue japonaise, signifie vérole.

Comme nous ne connaissions pas alors les mémoires de MM. les professeurs Richet[1] et Verneuil[2], pas plus que les *Leçons sur la syphilis*[3] de M. le docteur Fournier, qui à cette époque n'avaient pas encore paru, nous pensions avoir affaire à une forme de syphilis spéciale, se manifestant par des accidents exclusivement propres aux régions de l'extrême Orient.

Mais à notre rentrée en France, quand nous eûmes

1. Richet. *Mémoires de l'Académie de médecine*, t. XVII, 1853.
2. Verneuil. *De l'hydropisie des gaines tendineuses des extenseurs des doigts. Gazette hebdomadaire*, 1868, nº 39.
3. A. Fournier. *Leçons sur la syphilis*. Paris, 1873.

pris connaissance des travaux remarquables qu'avaient publié sur ce sujet les maîtres distingués dont les noms viennent d'être cités, nous ne fûmes pas long à nous convaincre que les manifestations rhumatismales, quoique peu fréquentes dans nos contrées, y existaient cependant et même n'étaient peut-être pas aussi rares que le silence des auteurs à leur égard tendrait à le faire supposer. Pour notre propre compte, depuis que nous suivons le service de M. le docteur Fournier, nous avons pu voir deux exemples assez frappants de rhumatisme syphilitique; deux autres cas aussi curieux nous ont été montrés à l'hôpital du Midi, dans le service de M. le docteur Mauriac. Du reste, en parcourant les registres de l'hôpital de Lourcine, nous avons noté près de cinquante cas dans lesquels des syphilitiques avaient présenté des manifestations rhumatismales au début de la période secondaire de leur maladie. Nous avons extrait quelques passages de ces observations, relatifs à notre sujet, et nous les publions à la fin de ce travail.

Nous commencerons notre étude, en présentant d'abord les opinions des différents auteurs qui ont écrit sur la question; nous dirons quelques mots seulement de la structure et du rôle des gaînes synoviales; puis nous décrirons le rhumatisme syphilitique tel que nous l'avons observé; nous indiquerons les caractères essentiels qui distinguent cette forme de rhumatisme du rhumatisme ordinaire et du rhumatisme blennorrhagique; enfin, nous essayerons de réfuter les opinions des auteurs qui n'admettent pas la spécificité des accidents que nous allons étudier. Nous terminerons en signalant les causes d'ordre météorologique qui nous paraissent jouer un certain rôle dans l'étiologie du rhumatisme en tant qu'accident secondaire de la vérole.

Mais avant d'aborder notre sujet, qu'il nous soit permis d'adresser tous nos remercîments à M. le docteur Fournier, pour l'empressement qu'il a mis à nous fournir les documents dont nous avions besoin.

HISTORIQUE.

Les accidents rhumatismaux de la syphilis, bien qu'ayant à peine attiré l'attention des syphilographes modernes, qui pour la plupart les ont à peine cités dans leurs ouvrages, ne sont cependant point une conquête de nos cliniciens actuels. Confondus longtemps sous le nom de *douleurs syphilitiques* avec d'autres symptômes bien connus aujourd'hui, ils paraissent avoir été très-fréquents lors de la grande épidémie de la fin du quinzième siècle. Quoique nous ne partagions pas l'opinion de ceux qui veulent que la syphilis n'ait pas existé de toute antiquité, et ait été apportée par les compagnons de Christophe Colomb, nous croyons cependant à la nature syphilitique des accidents que l'on observa à cette époque. Il est pour nous hors de doute que la syphilis ait toujours existé, mais, avant le seizième siècle, on n'avait pu saisir la relation entre une cause unique et des effets si multiples. Avant de devenir les manifestations d'une même cause, les enfants d'une même mère « la vérole », les accidents syphilitiques furent étudies isolément. C'est l'opinion de Follin; c'est même la raison qu'il donne pour justifier l'hypothèse de l'existence de la syphilis dans l'antiquité, « Si, dit-il, on l'a niée, c'est parce qu'on a voulu la trouver dans son expression la plus complète, à l'état de système syphilographique, comme dans nos livres classiques, et l'on ne paraît pas songer que la vérole puisse exister dans le petit nombre de livres médicaux qui nous restent de l'antiquité, sous la forme de fragments pathologiques disséminés çà et là et désignés par des noms très-variables[1]. »

Plus tard les observateurs saisirent les relations qui existaient entre ces fragments épars; ils les groupèrent alors par régions, par systèmes anatomiques, et, de synthèses en synthèses, ils en vinrent à constituer l'unité nosologique appelée *syphilis*. La science, du reste, est loin d'avoir dit son dernier mot sur la question. Que de lésions, en effet, longtemps éloignées du cadre des manifestations syphilitiques, y occupent une place importante aujourd'hui. Bien des affections encore, paraissant à ce jour n'avoir aucune parenté avec la vérole, seront certainement reconnues dans l'avenir comme enfantées par ce terrible fléau, aux métamorphoses si variées.

Le rhumatisme syphilitique tend à reprendre, dans le cadre nosologique, la place qu'il y occupait certainement autrefois; chaque jour de nouvelles observations viennent prouver qu'il est plus commun qu'on ne serait tenté de le croire.

D'après Vidal (de Cassis), ce qui frappa le plus dans les accidents syphilitiques de la grande épidémie du quinzième siècle, c'étaient les douleurs.

« A cette époque (quinzième siècle), dit-il, plusieurs

1. Follin. *Traité de pathologie externe*, t. I, Syphilis.

peuples furent frappés par un fléau qu'on a représenté comme hideux et cruel. De nombreuses pustules couvraient la peau des malades, des douleurs atroces se répandaient sur les membres, attaquaient la tête, douleurs qui correspondent à ce que nous appelons aujourd'hui ostéocopes, rhumatoïdes. Ce qui frappait le plus et tout d'abord, c'était l'état de la peau qui était couverte de pustules, et les douleurs des membres qui tourmentaient les malades[1]. »

Frascator, dans son traité *De morbis contagiosis*, *Venise*, 1546, où il décrit l'épidémie qui sévit en Italie à la fin du quinzième siècle, au moment de l'occupation de cette contrée par les soldats de Charles VIII, s'est longuement étendu sur les douleurs intenses qui tourmentaient les sujets affectés. Mais il ne dit pas quel était le lieu d'élection favori de ces douleurs ; leur localisation plus fréquente dans les articulations ne paraît pas avoir fixé particulièrement son attention. Ce qui semble l'avoir frappé surtout, c'est l'extrême fréquence de ces douleurs, coïncidant avec d'autres accidents bien tranchés, dans les premiers temps de la grande épidémie du quinzième siècle. Plus tard la marche de la syphilis se modifia, et la nature des symptômes changea d'une façon remarquable. Les douleurs intenses qu'on avait observées au début parurent s'amender; Frascator s'exprime ainsi à ce propos : « Depuis lors les symptômes ont changé, et bien que la maladie règne encore, elle paraît différer de ce qu'elle était... Depuis six ans, la maladie s'est manifestement modi-

1. Vidal (de Cassis). *Traité des maladies vénériennes*, Paris, 1859, page 17.

fiée; on voit rarement des pustules, presque point de douleurs, ou des douleurs plus légères, mais beaucoup de tumeurs gommeuses. »

Le passage suivant d'Ambroise Paré montre bien qu'il connaissait les manifestations rhumatismales de la syphilis. Son assertion est des plus convaincantes ; elle fournit des matériaux précieux à la cause que nous avons pris mission de défendre : « Quand, dit-il, la vérole est récente, il apparaît des ulcères à la verge ou à la vulve, tumeurs aux aisnes et ulcères. Les malades ont aussi des douleurs aux jointures, teste, épaules et autres parties, avec une lassitude des bras et des jambes, de façon que les malades disent qu'il leur semble avoir été battus de bastons, ne pouvant porter leurs mains sur leur teste, sinon avec grande difficulté. »

Il s'agit bien ici de manifestations syphilitiques secondaires, puisqu'il est question de vérole récente. Nous tenons à appeler spécialement l'attention sur ce passage, parce qu'il fait allusion de la façon la plus nette à certains prodromes du rhumatisme syphilitique.

Comme nous l'avons observé, cette lassitude des bras et des jambes,cet endolorissement général, cette difficulté des mouvements sont bien les premiers symptômes qui annoncent l'invasion du rhumatisme syphilitique.

Thomas Jordou, en 1578 et Ozanam, *Traité des épidémies*, 1823, ont donné la rélation de l'épidémie de syphilis qui éclata à Braûn en 1578 ; cette épidémie se fit remarquer par des douleurs très-aiguës aux bras, aux épaules, aux membres inférieurs et surtout aux tibias. Comme le montrent toutes nos observations, c'est bien dans ces régions que la vérole élit le plus souvent domicile, quand elle revêt la forme rhumatismale.

Dans l'épidémie qui se fit sentir sur les côtes d'Illyrie, en Dalmatie et en Croatie, on nota comme un des principaux symptômes des douleurs articulaires assez vives.

Astruc parle aussi des douleurs survenant dans la période tertiaire; il confond du reste les accidents secondaires avec les accidents tertiaires. Nous ne trouvons donc chez lui rien de bien probant pour notre sujet.

Bayr, dans son traité *De doloribus musculorum ex morbo gallico genitis* (*In aphrodisiaco*, page 189), parle d'une façon très-nette et très-précise de douleurs siégeant dans les articulations.

Van Swediaur (*Traité des maladies vénériennes*, 1801), mentionne aussi des douleurs ayant leur siége dans les épaules et les côtes.

Les encyclopédistes du dix-huitième siècle ne sont pas muets sur la question qui nous intéresse. Énumérant les accidents produits par la vérole, ils s'expriment ainsi (tome XXXV, page 96) : « Les rhumatismes, les sciatiques, la goutte aux genoux et aux pieds, plus comme un œdème que comme une inflammation. » Diderot cite un peu plus loin un passage de Levinus Lemnius (*De occultis naturæ min. Antwerpiæ*, 1574, pages 174 et 175), qui a trait à notre sujet et qui est très-explicite sur les accidents articulaires de la syphilis.

Le voici en entier : « Semper tamen vestigia inhærescunt, veterisque morbi reliquiæ reliquuntur, quæ si in pulmonem decumbunt, raucos illos esse, atque anhelosos perspicis, si in articulos, podagræ ac chiragræ, et quæ subinde recurrit ischiatico dolore obnoxios. Sic omnes ficosi articulari morbo laborant. At non omnes podagrici, aut coxendicis cruciatu affecti, morbi gallici labe affecti sunt : quod si in extimam cutem suffunditur humorum colluvies, scabra cute afficiuntur, ac corticosa, lychenibus, impetigine, mentagra, ac porrigine deformati, non sine capillorum defluvio, etc. »

Mais il faut arriver jusqu'aux auteurs contemporains pour voir les douleurs rhumatismales articulaires de nature syphilitique nettement séparées des douleurs rhumatoïdes siégeant dans les tissus péri-articulaires.

Babington, cité par Hunter (*Traité de la syphilis*, traduit par Richelot, avec notes de M. Ricord), est très-explicite à cet égard. « Il se présente de temps en temps, dit l'auteur anglais, des cas où l'inflammation de la synoviale des articulations coïncide avec les symptômes secondaires non douteux de la syphilis. Augmentant de force pendant la période d'accroissement de ces symptômes, elles se dissipent bientôt, dès que l'affection cutanée ou de la gorge est combattue par les vireux. Dans ces cas, l'inflammation de la synoviale est aiguë et accompagnée par de la douleur, de la tension et de la rougeur superficielle cutanée, qui suffisent pour la faire distinguer de la forme lente et asthénique de la même affection qu'on trouve dans la cachexie générale. »

Dans la maladie qui éclata le 26 octobre 1829 à Chevanne-Lure, dont la description nous a été laissée par M. Flamand, et dont le caractère syphilitique n'est pas douteux, il est question de douleurs que les malades comparaient au rhumatisme. L'observation de la nommée Goudey est rapportée tout au long : chez elle, il exista des douleurs très-intenses, qui, commençant d'abord par les membres abdominaux, envahirent successivement les épaules, les cuisses, les poignets, et durèrent cinq mois.

Hunter se contente de rapporter les paroles de Babington, et se borne à signaler des douleurs qui ont la plus grande ressemblance avec les douleurs rhumatismales.

De nos jours, Ricord, Follin font à peine mention de ces douleurs articulaires; ils ont plutôt en vue les arthropathies survenant dans le cours de la période tertiaire.

Bassereau, en 1842, et Vidal (*Traité des maladies vénériennes*) en parlent seulement pour mémoire. Robert, Langlobert et Rollet (de Lyon), sont à peu près muets à leur égard.

M. Lancereaux, dans son *Traité de la syphilis*, Paris, 1866, est le premier qui s'étende un peu sur ces arthropathies, qu'il rapporte sans hésitation à la syphilis, et encore n'en donne-t-il que deux exemples dans son livre. Ces deux exemples n'ont même été accepté qu'avec défiance, à l'époque où ils furent publiés. La *Gazette des hôpitaux*, de 1866 (n° 32), donnant un compterendu de l'ouvrage de M. Lancereaux, accepte bien sans contrôle les arthropathies tertiaires dont il y est fait mention; quant aux arthropathies secondaires, elle ne les admet que timidement, et l'auteur de l'article s'exprime ainsi: « Il n'en est pas de même des arthropathies secondaires, que M. Lancereaux a étudiées dans un mémoire communiqué à la Société de chirurgie, et dont il a fourni deux exemples dans son livre. Sauf que les malades atteints d'arthropathies étaient syphilitiques et que le mal a cédé à l'iodure de potassium, il n'y a pas d'autres preuves de la nature syphilitique de l'affection. »

Comme on le voit, les auteurs du XVIe siècle, ceux du XVIIe, du XVIIIe et de la première moitié du XIXe siècle, sont plus explicites que ceux de nos jours sur la question des manifestations rhumatismales de la vérole. Les douleurs articulaires paraissent avoir été très-fréquentes aux époques où ils écrivaient. Comment se fait-il qu'elles occupent aujourd'hui une place aussi minime dans le cadre nosologique des accidents syphilitiques? Ont elles donc disparu à un moment donné ou ont-elles été assez rares pour ne pas éveiller l'attention des observateurs modernes? Notre conviction est qu'elles sont encore aujourd'hui relativement fréquentes; il suffit du reste de parcourir les registres des hôpitaux de vénériens, pour voir qu'elles y tiennent une place importante, et depuis que nous fréquentons l'hôpital de Lourcine, nous le répétons, nous avons pu en observer deux cas bien caractérisés.

Malgré cela, à une époque très-rapprochée de la nôtre, nous voyons les auteurs les plus autorisés ne parler de manifestations rhumatismales de la vérole qu'avec circonspection, et ne citer que quelques rares observations, en mettant du reste toujours un point d'interrogation sur la véritable essence des accidents présumés syphylitiques.

Dans un remarquable travail publié en 1853 dans les *Mémoires de l'académie de médecine*, tome XVII, M. Richet cite trois cas de synovite syphilitique, ayant très-rapidement cédé au traitement mixte par le mercure et l'iodure de potassium. Dans les trois cas, la synovite siégeait au genou; dans l'un d'eux, elle avait même été assez violente pour faire croire à une tumeur blanche.

« J'ai la conviction, dit M. Richet, que bon nombre de ces hydarthroses chroniques, rebelles à tout espèce de traitement, ne sont pas autre chose que des synovites syphilitiques. »

Cette phrase d'un maître aussi éminent montre bien quel était l'état de la question à une époque cependant bien rapprochée de la nôtre, et combien on hésitait alors à s'aventurer sur ce terrain peu sûr, où on allait certainement rencontrer des adversaires acharnés, contre lesquels on ne posséderait que peu de moyens de défense.

Le mémoire de M. Richet resta sans écho pendant plusieurs années, et la question semblait avoir de nouveau disparu de la scène médicale, quand, en 1868, M. le professeur Verneuil publia dans la *Gazette hebdomadaire* un travail remarquable sur l'hydropisie des gaînes tendineuses, des extenseurs des doigts dans la syphilis secondaire. Quatre observations des plus précises font l'objet de ce mémoire. « Il s'agit, dans toutes, d'épanchements subinflammatoires dans la cavité séreuse qui entoure les tendons extenseurs des doigts, au niveau de la face dorsale du carpe et du métacarpe. Dans les quatre cas, ces accidents coïncidaient avec une poussée d'accidents syphilitiques secondaires, plaques muqueuses, roséole, angine, etc. Trois fois la lésion occupait les deux mains; une fois seulement, elle était bornée au côté droit. L'épanchement, survenu brusquement, était facile à reconnaître, la fluctuation était très-évidente, sans tuméfaction circonvoisine, sans changement de couleur à la peau ; la tumeur bien circonscrite, aplatie, triangulaire, à base tournée vers les doigts, occupait la région carpo-méta-carpienne et rappelait exactement la forme et le siége de la bourse séreuse commune au faisceau des extenseurs. Dans aucun cas, elle ne dépassait le ligament dorsal qui bride les tendons; elle ne s'étendait donc pas à la portion antibrachiale de la séreuse en question. »

M. Verneuil se demande alors, si, dans ce cas, on a bien affaire à une manifestation secondaire de la syphilis; il doute et traduit ainsi son hésitation : « Aussi je ne propose qu'avec réserve l'admission de l'hydropisie des bourses séreuses dans les rangs déjà si remplis des manifestations secondaires de la vérole; c'est à l'expérience ultérieure a confirmer ou à infirmer ce rapprochement. »

« Cependant, ajoute-t-il, l'induction n'est pas contraire à mon hypothèse ; d'une part, en effet, l'arthralgie syphilitique ne saurait être contestée ; d'autre part, les bourses séreuses sous-cutanées et tendineuses ont, sans contredit les mêmes aptitudes morbides ; rien ne s'oppose donc à ce qu'elles soient influencées comme les synoriales articulaires par lepoison vénérien. »

« Les faits que j'ai observés, dit M. Verneuil, jetteraient une certaine lumière sur l'arthralgie syphilitique, et prouveraient que cette dernière n'est autre chose qu'une synovite avec un des symptômes les plus constants de cette donnée, c'est-à-dire l'hypersécrétion, ou en d'autres termes, l'épaississement ou hydropisie. »

L'éminent chirurgien de la Pitié termine son mémoire par le passage suivant, qui résume de la façon la plus nette les principales vues de l'auteur : « En résumé, et en attendant que l'expérience ait infirmé ou confirmé mon opinion, je pense que : 1° la syphilis secondaire peut sévir sur les bourses séreuses sous-cutanées et tendineuses comme sur les synoviales articulaires ; 2° qu'elle s'y révèle sous forme d'épanchements indolents ou hygromas ; 3° qu'observé jusqu'à ce jour dans la seule région de la main, cet hygroma devra être cherché dans les diverses séreuses sous-cutanées ; 4° qu'enfin la thérapeutique spécifique interne suffit, dans la plupart des cas, à faire disparaître l'épanchement liquide. »

Dans les quatre cas qu'il a observés, M. Verneuil a vu rapidement céder au traitement spécifique les accidents sus-mentionnés. Le traitement local, chez deux des malades, n'avait pas paru influencer favorablement la marche de la maladie.

Ainsi M. Verneuil, en 1868, à une époque qui est tout à fait la nôtre, ne se prononce donc d'une façon guère plus positive que M. Richet, sur la spécificité des accidents qu'il a rencontrés. Il hésite aussi ; il expose sa manière de voir très-judicieusement ; mais il ne livre ses idées que sous bénéfice d'inventaire, et il attend, pour pouvoir affirmer, que de nouveaux faits soient venus confirmer la justesse de ses vues.

Le mémoire que nous venons d'analyser attira l'attention d'un des maîtres les plus experts en la matière, de M. le professeur agrégé A. Fournier, qui publia aussitôt dans la gazette hebdomadaire quelques observations très-intéressantes, qu'il accompagna de considérations importantes pour le sujet que nous traitons.

Pour le savant médecin de Lourcine, les manifestations rhumatismales ne sont pas rares dans la période secondaire de la vérole. « Les lésions des synoviales tendineuses, dit-il au début de son travail, sont beaucoup plus communes dans la syphilis secondaire que ne le donnerait à supposer le silence de la plupart des auteurs sur ce point.... Pour en juger par ma seule expérience, j'ai déjà eu l'occasion d'observer six cas d'*hydropisie* des gaînes tendineuses survenue chez des syphilitiques à la période secondaire, et quant aux autres formes de ces lésions, j'en possède dans mes notes nombre d'exemples des plus variés. »

Dans les quatre cas qui forment la base du mémoire de M. le professeur Verneuil, les lésions occupaient les gaînes synoviales des tendons des extenseurs des doigts. M. Fournier a rencontré ces mêmes lésions dans bien d'autres régions, sur les tendons des extenseurs des orteils, sur le tendon d'Achille, sur celui du biceps fémoral, sur celui du biceps brachial, sur celui du long supinateur, sur ceux du pouce, de la patte d'oie, des muscles péroniers, etc.... et, s'empresse-t-il de faire remarquer, « tout porte à croire que c'est là un accident commun à un système anatomique, susceptible des localisations les plus diverses. »

Les observations de M. Fournier, comme celles de M. Verneuil, du reste, ont porté exclusivement sur des femmes.

Les nôtres sont relatives à des hommes et présentent un intérêt d'autant plus grand que toutes montrent la diathèse syphilitique étendant son action nocive à l'ensemble d'un système anatomique, le système fibro-séreux, et produisant à côté d'accidents franchement rhumatismaux, des lésions des bourses séreuses et des gaînes synoviales à des degrés différents, depuis l'hydropisie simple jusqu'à la synovité inflammatoire, s'accompagnant d'un mouvement fébrile très-prononcé.

M. Fournier décrit successivement dans son mémoire l'hydropisie simple de la synoviale tendineuse, la synovite tendineuse subinflammatoire et enfin ce qu'il appelle les formes frustes des manifestations morbides qu'il étudie.

« Quant à la nature syphilitique de ces lésions tendineuses, dit-il, elle n'est pas contestable. Elle résulte clairement d'un ensemble de considérations les plus convaincantes, à savoir : 1° de la fréquence même de ces lésions chez les sujets syphilitiques ; 2° de leur production dans des circonstances et des conditions toujours identiques, c'est-à-dire au début ou dans les premiers mois de la période secondaire ; 3° de leur coïncidence presque constante avec d'autres manifestations non douteuses de la diathèse, telles que syphilides cutanées et muqueuses, adénopathies, céphalée, arthralgies, alopécie, etc.... ; 4° enfin de l'absence de toute autre cause que la syphilis à laquelle elles sont imputables. »

Nous appelons surtout l'attention sur ce fait émis par M. le docteur Fournier, que les lésions des gaînes synoviales se produisent dans des circonstances et des conditions toujours identiques, au début et dans les premiers mois de la période secondaire. C'est qu'en effet les adversaires de la spécificité du rhumatisme syphilitique se sont prévalus de ce fait mal interprété que les accidents rhumatismaux ne se déclaraient pas à une époque fixe de l'évolution de la maladie, pour conclure seulement à la coexistence des deux diathèses, syphilitique et rhumatismale, et non à la production de lésions des séreuses par l'action toxique du virus syphilitique.

Dans les cas que nous avons observés, les accidents rhumatismaux se sont toujours déclarés au début et dans les premiers mois de l'infection, en même temps que d'autres manifestations secondaires des plus communes.

On verra dans une autre partie de ce travail l'analogie frappante qui existe entre les observations de M. Fournier et les nôtres, et devant le début et la marche si caractéristiques des accidents rhumatismaux de la vérole, on ne pourra nier que le rhumatisme et la synovite syphilitiques soient bien des lésions spécifiques, qui ne sauraient être confondues ni avec celles qui sont les effets de la diathèse rhumatismale, ni avec celles qui dérivent de la blennorrhagie.

M. le docteur Fournier, dans une note publiée par la *Gazette hebdomadaire* de 1868 (nº 48), appelle l'attention des observateurs sur un accident qu'il a vu quelquefois et qui pourrait donner le change sur une affection d'une tout autre nature, si on ne la connaissait pas. Il s'agit de l'hygroma aigu de la bourse séreuse ischiatique qui a pu, dans quelques cas, faire croire à une sciatique. L'éminent syphilographe s'exprime ainsi à propos de cet hygroma qui s'accompagne souvent de vives douleurs voisines du foyer douloureux principal de la sciatique, susceptibles d'irradiations continues ou exacerbantes, exagérées par la pression et les mouvements. « La tumeur de l'hygroma, dit-il, cachée dans la profondeur des parties molles, est difficilement appréciable, et, d'ailleurs, à moins d'être prévenu, on ne songe pas à la rechercher. Une confusion diagnostique peut être facilement commise, et il est indubitable que cet hygroma a souvent donné le change pour une sciatique partielle ou limitée au point fessier. »

Comme on le voit, les lésions des membranes synoviales sont loin d'être rares dans le cours de la période secondaire de la vérole. Depuis qu'elles ont attiré l'attention des observateurs, de nombreuses observations ont été publiées. M. Gérin-Roze a cité dans l'*Union médicale* de 1869 un cas très-intéressant d'hydarthrose survenue chez un syphilitique.

M. Charles Roch, dans sa thèse inaugurale[1], a donné quelques observations importantes d'hydropisie des gaînes tendineuses dans la syphilis secondaire. Le cadre restreint de ce travail ne nous permettant pas de les reproduire tout au long, nous en détacherons simplement quelques passages qui ont la plus grande analogie avec ce que nous avons observé.

L'observation III de cette thèse apporte un argument de plus à la cause que nous défendons. On y trouve relatés les prodromes de l'invasion d'une synovite double des extenseurs des doigts; ces prodromes sont identiquement ceux que nous avons vu se produire chez tous nos malades. Il s'agit d'une femme de soixante-cinq ans, d'une bonne constitution; elle a eu six enfants; il n'y a chez elle aucun antécédent goutteux rhumatismal ou professionnel. « Depuis trois mois, son corps est couvert de taches érythémateuses (roséole). En même temps que leur apparition, se déclarèrent de

1. *Quelques observations d'hydropisie des gaines tendineuses dans la syphilis secondaire*, par Charles Boch (thèse de Paris, 1872, nº 37).

vives douleurs, d'abord dans les muscles, surtout au cou et à la poitrine, puis dans les os, à la pression. Leur intensité était plus grande le soir. Elles ont cesse depuis trois semaines; peu après les genoux devinrent raides et douloureux, la malade ne pouvait se lever quand elle était baissée. Les articulations tibio-tarsiennes offrirent aussi les mêmes phénomènes. »

Dans l'observation VI, il est question d'une jeune fille de dix-sept ans qui contracta la syphilis au mois de décembre 1869, et qui vit apparaître au mois d'avril de l'année suivante les symptômes constitutionnels qui nous intéressent. Nous avons affaire ici à une synovite des tendons des muscles qui concourent à former la patte d'oie. Voici le passage textuel qui y a trait : « 12 avril. Douleur dans le genou droit, à la région externe, au niveau des insertions ligamenteuses. Au côté interne, la tubérosité du tibia est très-sensible, surtout en un point qui correspond exactement au tendon du droit interne et à son insertion. 14 avril. Le genou est surtout douloureux le soir, et, depuis hier, il s'est formé à la patte d'oie, à l'endroit sensible, une légère tuméfaction allongée, oblique de haut en bas et d'arrière en avant. La fluctuation, obscure d'abord, est évidente quand on comprime la tumeur à sa partie supérieure. Pas d'épanchement dans le genou, ni de changements à la peau. Pas d'antécédents rhumatismaux ou goutteux; pas de chute, ni de coup; la malade affirme n'avoir jamais eu de douleurs dans les jointures. »

L'observation V relate aussi un cas de synovite de la patte d'oie, avec hydropisie consécutive de la bourse séreuse commune au droit interne et au demi-tendineux; il s'agit ici d'une jeune fille de vingt et un ans qui vit apparaître des accidents synoviaux trois mois après le chancre infectant. Elle eut en même temps une synovite du tendon inférieur du biceps brachial. Voici le passage qui en fait mention. La malade est entrée à Lourcine, au début de sa maladie, à la fin de décembre 1869. « 9 avril 1869. Il ne reste plus trace de la synovite tendineuse du genou ; mais la malade éprouve depuis hier une douleur mal localisée dans le coude droit.

L'extension est affaiblie, et la flexion ne peut s'effectuer complétement. Les mouvements provoqués sont plus faciles. Pas de changement dans la forme de l'articulation, pas de rougeur aux téguments. Après une exploration minutieuse et méthodique, nous trouvons que la douleur siége uniquement en un point, au niveau du tendon du biceps ; de plus, la pronation fait souffrir la malade. » On a affaire dans ce cas particulier à l'inflammation de la synoviale qui sépare le tendon du biceps de celui du brachial antérieur. C'est là un des accidents les plus communs au début de l'infection syphilitique ; nous en voyons actuellement chaque jour des cas fort curieux dans le service de M. Fournier.

Dans toutes les observations de M. Roch, le mal a cédé rapidement au traitement spécifique, et l'auteur insiste sur ce point que toutes les synovites qui ont fait le sujet de son travail, se sont développées dans les salles, c'est-à-dire au milieu des conditions hygiéniques les plus relativement opposées à la naissance des causes rhumatismales, auxquelles ces épanchements sont le plus ordinairement imputables ; ils sont nés presque tous sous l'œil de l'observateur, et, dans un cas, la malade gardait le lit depuis plusieurs jours.

M. Lancereaux publia en 1873 dans l'*Union médicale*

un remarquable mémoire où il traite des arthrites syphilitiques secondaires et tertiaires. Il rapporte deux cas non douteux d'arthrite secondaire, et il les fait suivre de considérations, que nous donnons tout au long, parce qu'elles viennent confirmer d'une manière éclatante les faits dont nous avons été témoin.

« La lésion articulaire, dit M. Lancereaux, toujours concomitante des éruptions syphilitiques secondaires, a suivi une évolution particulière, ne laissant à notre avis aucun doute sur le rapport de causalité qui rattache à la syphilis les désordres pathologiques articulaires, et la preuve en est que ces manifestations, auxquelles on avait pu attribuer une origine rhumatismale, n'ont cédé que le jour où, reconnaissant leur véritable nature, on eut recours à une médication antisyphilitique.

« Les symptômes propres aux arthrites de la syphilis secondaire ont une grande ressemblance avec ceux du rhumatisme. Dans les deux maladies, les articulations sont le siége de gonflement, de rougeur et de douleur ; mais, avec la syphilis, le gonflement articulaire est en général peu considérable ; la rubéfaction est moins étendue. Une fois nous pûmes constater l'existence d'un épanchement séreux dans les deux genoux. La douleur, que les malades comparent volontiers à une sensation de brisure et de déchirement, sujette aux exacerbations nocturnes, est peu exaltée par les mouvements. Les genoux, les poignets, les coudes, les articulations des doigts étaient isolément ou simultanément lésés dans les faits qui ont passé sous nos yeux. Il est rare qu'une seule articulation soit affectée, et ce fait ne doit pas surprendre, puisque la généralisation des états pathologiques est le propre de la syphilis à ce moment de son existence. Toutefois, si les arthropathies secondaires, de même que les arthropathies rhumatismales, sont multiples, disons qu'elles n'ont pas la mobilité de ces dernières et que leur durée est généralement plus longue, à moins que l'on ne fasse intervenir un traitement spécifique.

« La fièvre, peu intense le matin, offre un paroxysme marqué le soir, dans les localisations articulaires syphilitiques, qui par là se distinguent encore des manifestations rhumatismales, comme aussi par leur coexistence avec des adénopathies et des éruptions différentes de celles du rhumatisme. »

Nous n'ajouterons rien à cela ; les vues de M. Lancereaux sont tout à fait les nôtres, et nous sommes heureux d'avoir pour nous l'appui d'un observateur aussi distingué.

Mais c'est surtout dans les « Leçons sur la syphilis » de M. le docteur Fournier que se trouvent décrites avec le plus de détails les lésions qui ont attiré notre attention. Les vingtième et vingt-unième leçons de cet ouvrage sont consacrées à l'étude des lésions secondaires de l'appareil de la motilité dans la syphilis. Après s'être étendu assez longuement sur des accidents fréquents de la période secondaire, telles que les ostéalgies, les périostoses, les périostites, etc... M. Fournier traite des arthalgies syphilitiques qui, comme il le fait remarquer, occupent de préférence les articulations scapulo-humérales, les genoux, les coudes, les poignets, les articulations tibio-tarsiennes. La description des symptômes de ces lésions se rapporte tout à fait à ce que nous avons vu. « Nombre de nos malades, ici, dit-il, se plaignent de douleurs dans les épaules. Elles éprouvent, disent-elles, de véritables angoisses, lorsqu'elles veulent lever les bras, comme pour se peigner, par exemple. »

L'arthralgie du genou est extrêmement commune; à ce propos M. Fournier dit : « J'ai vu certaines femmes incapables de tolérer la station sans être soutenues, de se relever après être restées assises, etc. — Particularité curieuse, ajoute-t-il, sans grande importance, assurément, mais ne laissant pas d'imprimer aux arthralgies secondaires une physionomie tant soit peu spéciale : les raideurs articulaires et les troubles fonctionnels qui résultent de ces arthralgies ont pour caractère assez fréquent de s'accroître par le repos et de diminuer par l'exercice. »

Cette particularité, il nous a été donné de l'observer chez tous nos malades, pendant la période prodromale des accidents rhumatismaux.

Après avoir décrit les hydropisies tendineuses de la période secondaire, et avoir signalé leur prédilection pour les tendons extenseurs des doigts, M. Fournier passe en revue d'autres manifestations du même ordre, entr'autres la myosalgie, la myosite, la ténosite, etc.— « Ce sont là, dit-il, tous phénomènes de même ordre, qui appartiennent au même stade de la diathèse, et qui, pour cette double raison, se trouvent fréquemment associés. » Comme le prouvent nos observations, nous avons toujours trouvé ces phénomènes réunis en plus ou moins grand nombre sur le même sujet; c'est leur réunion, en effet, qui constitue un état morbide spécial, que nous appelons volontiers rhumatisme syphilitique, et que M. Fournier désigne sous le nom de pseudo-rhumatisme syphilitique. Le nom, du reste, ne fait rien à la chose, et ces deux expressions, quoiqu'un peu différentes, servent à désigner deux états entièrement identiques. Mais enfin, puisqu'on dit rhumatisme blennorrhagique, pourquoi ne dirait-on pas rhumatisme syphilitique? Le cadre des manifestations rhumatismales dues à la vérole n'est-il pas, dans les exemples que nous citons, aussi complet qu'il l'est ordinairement dans le rhumatisme blennorrhagique? La dénomination de *rhumatisme syphilitique* ne présume pas plus que celle de *rhumatisme blennorrhagique;* elle n'est pas plus prétentieuse; aussi avons-nous cru pouvoir l'admettre de prime abord.

Nous terminerons cette première partie de notre travail en reproduisant en entier le passage de l'ouvrage de M. Fournier, où les vues de l'auteur sur le rhumatisme syphilitique se trouvent exposées tout au long; voici comment il s'exprime à ce propos :

« Si les diverses lésions qui intéressent le système locomoteur peuvent se manifester isolément, elles ne sont pas moins susceptibles de s'associer, de se combiner deux à deux, trois à trois, voire même (mais cela est bien plus rare) d'exister réunies presque au grand complet sur le même malade. Rien de plus commun, par exemple, que d'observer simultanément chez le même sujet des périostites et des douleurs musculaires, des lésions musculaires et des lésions tendineuses, des lésions tendineuses et des lésions du périoste, des arthropathies et des ténosites, etc.... Or, de là résulte parfois une particularité clinique des plus curieuses, que vous allez facilement saisir et sur laquelle j'appelle particulièrement votre attention. Cette particularité remarquable, la voici : la combinaison, l'association de ces divers symptômes suffit, en certaines occasions, pour donner à la maladie les apparences, la physionomie du rhumatisme vulgaire. « Mais ce n'est pas tout, ce qui complète habituellement la symptomatologie du rhumatisme, ce sont différents phénomènes tels que l'état fébrile, l'état sudoral, certains troubles généraux, etc. Eh bien, tout cela peut également se présenter chez le syphilitique, en coïncidence avec les diverses manifestations articulaires, musculaires, tendineuses, osseuses que nous venons d'étudier. »

En présence d'un pareil cortége, « l'analogie n'est-elle pas surprenante? Aussi, en face de tels cas, le médecin le plus clairvoyant peut-il se laisser égarer et diagnostiquer rhumatisme alors que la syphilis seule est en cause.

« Or l'association possible de tels phénomènes n'est pas une simple hypothèse faite à plaisir; elle se réalise parfois en pratique, c'est un fait. Et de là résulte un ensemble pathologique d'apparence des plus insidieuses, simulant au plus haut degré le rhumatisme vulgaire. »

Si l'association des divers phénomènes qui constituent le rhumatisme syphilitique est rare dans nos pays, il n'en est pas de même dans les contrées que nous avons visitées. En effet, si le rhumatisme syphilitique est l'exception chez nous, il est la règle dans les régions humides de la Chine et du Japon. Nous n'en voulons donner pour preuve que ce que nous avons vu à bord du navire où nous étions : sur six cas de syphilis, cinq ont revêtu la forme singulière que nous allons bientôt étudier. Nous l'avons dit déjà dans notre introduction; ce n'est pas seulement chez les Européens que la vérole revêt la forme rhumatismale; les indigènes présentent des accidents semblables. Les médecins anglais et hollandais qui sont depuis longtemps à Yédo, qui soignent les soldats du mikado, et qui par cela même ont l'occasion de voir beaucoup de syphilitiques, nous ont affirmé que les accidents rhumatismaux de la période secondaire de la vérole étaient des accidents constants. Nous verrons dans un dernier article quelle cause probable il est possible d'assigner à de tels phénomènes.

QUELQUES MOTS SUR LES SYNOVIALES TENDINEUSES.

Nous ne pensons pas qu'il soit besoin de faire ici l'anatomie descriptive des synoviales tendineuses, étude qui dépasserait les limites que nous avons dû nous imposer. Cette étude, qui serait nécessaire si nous connaissions les lésions anatomiques des manifestations rhumatismales de la syphilis, ne trouve que bien faiblement sa raison d'être devant le manque complet de données d'ordre pathologique. N'ayant pas fait d'autopsie, nous ne voulons et ne pouvons montrer ici que le côté clinique du rhumatisme syphilitique, ce qui du reste constitue la partie la plus intéressante de notre sujet.

Nous nous bornerons donc à dire que les synoviales tendineuses sont des parois séreuses minces et blanchâtres qui entourent les tendons ou bien se développent seulement sur une de leurs faces, et dont la fonction est de lubréfier et de faciliter leur glissement sur les parties voisines; leur rôle devient dans certains cas la cause mécanique de leurs altérations. Leur nombre varie selon l'âge, la profession et même l'individu.

Partout où des tendons frottent contre des os, des ligaments ou d'autres tendons, ils sont séparés de ces organes voisins par des espaces qui contiennent un liquide peu abondant qu'on nomme *synovie*. C'est la paroi de ces espaces que revêtent les membranes synoviales.

Ajoutons quelques mots seulement sur la structure histologique de ces membranes, telle qu'elle a été établie par M. le professeur Robin; nous les empruntons à la thèse de concours de M. Legouest[1].

1° La paroi des membranes synoviales tendineuses est fibroïde, composée de tissu cellulaire condensé. Leur paroi interne est tapissée d'un épithélium pavimenteux. Cet épithélium, démontré par Henle et Kölliker les premiers, existe aussi bien sur le feuillet pariétal que sur le feuillet viscéral, dans les points où le tendon semble complétement isolé de la cavité synoviale, comme dans la bourse carpienne interne, ce qui est une preuve de la continuité de la membrane qui traverse la bourse.

De plus, M. Foucher[2] dit expressément que l'on trouve dans les gaînes tendineuses des doigts, un épithélium pavimenteux et des follicules analogues à ceux que M. le professeur Gosselin[3] a décrits dans les synoviales articulaires sous forme de culs-de-sac qu'il propose d'appeler cryptes synovipares.

1. Legouest. *Des kystes synoviaux du poignet et de la main*. Paris, 1859.

2. Foucher. *Note pour servir à l'histoire des tumeurs synoviales*. *Gazette hebdomadaire*, 1855.

3. Gosselin. *Recherches sur les kystes synoviaux de la main et du poignet*. *Mém. acad. médec.*, 1851, t. XVI.

Le mode d'apparition des membranes synoviales tendineuses est très-intéressant. Ce n'est qu'à la fin du troisième mois de la vie intrà-utérine qu'apparaissent les cavités synoviales : à mesure que chaque muscle correspondant commence à se contracter et à imprimer, par l'intermédiaire des tendons, des mouvements aux parties qu'il sont destinés à faire mouvoir, on voit apparaître les gaînes synoviales.

Nous pensons, après ces quelques données, pouvoir aborder résolument la question, si peu connue et si controversée des manifestations rhumatismales de la vérole. Nous décrirons le rhumatisme syphilitique tel que nous l'avons observé, et nous montrerons que la source dont il émane lui imprime des caractères spéciaux qui le feront toujours reconnaître, et distinguer du rhumatisme vulgaire et du rhumatisme blennorrhagique.

DU RHUMATISME SYPHILITIQUE.

Symptômes et marche. — Le rhumatisme syphilitique est l'ensemble des diverses manifestations qui se produisent au début de la période secondaire de la vérole, du côté des cavités articulaires, des gaînes synoviales tendineuses et des bourses séreuses. Il est précédé dans la grande majorité des cas, de prodromes relativement fort longs, auxquels nous attachons la plus grande importance. Ces prodromes nous feront connaître presque toujours la véritable essence de la maladie ; aussi nous les décrirons avec tous les détails que nous sommes à même de donner.

Après l'apparition du chancre infectant, dans un temps qui varie le plus souvent entre un et trois mois, alors que se développent d'autres manifestations constitutionnelles vulgaires, quelquefois même avant que ces manifestations ne se produisent, les malades se sentent pris d'une faiblesse générale, d'une prostration des plus pénibles. Si leur appétit n'est pas tout à fait aboli, il est constamment languissant ; ils sont en proie à une insomnie des plus rebelles, bien qu'habituellement ils n'aient ni fièvre, ni douleurs locales intenses qui puissent expliquer cette insomnie. Ils ne peuvent conserver longtemps la station, sans éprouver une lassitude profonde ; ils ont beaucoup de difficulté à se servir de leurs mains qui, comme ils disent fort bien, leur paraissent « mortes » ; s'ils peuvent encore saisir les objets, ils sont absolument incapables de les soustraire à une force, même minime, qui tendrait à les leur enlever des doigts. Les mouvements de l'avant-bras sur le bras s'exécutent difficilement ; la main dans la supination, n'arrive qu'à grand'peine à se placer dans la pronation. L'action de porter les bras au-dessus de la tête est souvent impossible ; quand il en est ainsi, les actes qui la nécessitent ne peuvent plus s'accomplir, les femmes, par exemple, sont incapables de se peigner elles-mêmes. Les mouvements du tronc sur le bassin sont également gênés ; les malades se retournent tout d'une pièce comme s'il y avait ankylose des articulations qui concourent aux mouvements de rotation du tronc sur le bassin. Un fois assis, ils ne peuvent quitter sans douleur cette position ; presque toujours, ils sont obligés pour le faire d'avoir recours à un point d'appui. En général, ils ne peuvent s'accroupir, et dans le cas où cette position est encore possible, ils sont impuissants à la quitter sans le secours d'un aide. Des douleurs vives se font ordinairement sentir le long du sternum, au niveau de l'insertion des grands pectoraux ; ces douleurs s'exaspèrent dans l'expansion du thorax, aussi les patients s'abstiennent-ils de faire de longues inspirations ; la toux, dans ces cas-là est horriblement pénible ; nous avons vu un malade à qui chaque effort de toux arrachait un cri d'angoisse. La marche est facile sur un plan horizontal ; mais l'action de monter et de descendre est extrêmement fatigante. Les malades ne peuvent atteindre leur lit qu'avec beaucoup de peine : une fois couchés, ils se trouvent dans la nécessité presque absolue, de garder la position qu'ils ont prise tout d'abord ; c'est au prix de souffrances cruelles qu'ils arrivent à se placer sur le côté droit, s'ils se trouvent sur le côté gauche ; le mouvement inverse est aussi laborieux. La chaleur semble augmenter encore ce sentiment d'endolorissement général ; aussi le repos au lit devient-il dans certains cas plus pénible que la station même. On voit alors les malheureux patients aller et venir, se traîner péniblement d'un lieu à un autre, prendre une position qu'ils abandonnent bien vite pour une autre.

Cette période de malaise, de prostration, d'abattement général dure de huit à dix jours, quelquefois plus, mais rarement moins. Puis surviennent des douleurs plus fixes, plus limitées, que la pression détermine et exaspère. Ces douleurs ont leur siége au niveau des bourses séreuses sous-cutanées, ou encore au niveau des insertions tendineuses de certains muscles. Les points où on les observe le plus souvent sont la face supérieure de l'acromion, la face postérieure et inférieure de l'olécrâne, au niveau de l'insertion du triceps brachial, la face postérieure du calcanéum, au niveau de l'insertion du tendon d'Achille ; la face antérieure de la rotude, au-devant de la bourse séreuse prérotulienne ; la partie supérieure de la face interne des tibias, à l'insertion des différents tendons qui concourent à former la patte d'oie. Ce sont là des lieux de prédilection ; mais ce ne sont pas les seuls endroits où l'on constate de semblables douleurs ; on peut rencontrer celles-ci partout où existent des bourses séreuses, naturelles ou accidentelles, partout où se trouvent des gaînes synoviales. Il suffit de les rechercher avec un peu de soin pour se convaincre que bien souvent ces accidents tendent à se généraliser, et à envahir l'ensemble du tissu fibro-séreux de la vie de relation. Au niveau des bourses séreuses atteintes, on constate, aisément un certain degré de fluctuation ; la palpation avec le doigt indicateur et le médius donne la sensation d'un petit ganglion mobile sous les doigts qui le pressent et le forcent à se déplacer.

C'est dans le cours de cette période, qui peut affecter aussi une durée plus ou moins longue, que l'on voit alors se produire des manifestations plus graves, caractéristiques du rhumatisme. Les choses se passent ordinairement ainsi : les malades ont pendant plusieurs jours un léger mouvement fébrile le soir, en même temps qu'ils ressentent des douleurs passagères plus ou moins vives au niveau de quelques-unes des grandes articulations de l'économie. Ces douleurs, après un accès de fièvre plus prononcé que les accès précédents, accès qui toutefois peut manquer complétement, se fixent sur une ou plusieurs jointures. Les mouvements des articulations atteintes deviennent alors difficiles ; un épanchement plus ou moins considérable se forme dans la cavité articulaire ; mais le plus souvent les téguments voisins sont normaux, et ne présentent aucune suffusion rosée. Les articulations malades ne sont ordinairement que peu douloureuses spontanément ; on fait naître la douleur quand on cherche à faire mouvoir le membre malade, et quand on presse sur les parties tuméfiées. Les épanchements séreux qui se sont produits par le fait de syphilis dans les cavités articulaires et dans les gaines synoviales ne se résolvent que lentement ; on les voit quelquefois persister plusieurs semaines après que la liberté complète des mouvements a été recouvrée.

Un des accidents les plus fréquents du rhumatisme syphilitique, c'est l'inflammation de la bourse séreuse qui sépare le tendon du biceps brachial de celui du brachial antérieur. Nous l'avons toujours rencontré, et plusieurs malades de Lourcine en présentent en ce moment des exemples curieux. L'avant-bras est demi-fléchi sur le bras : l'extension est rendue impossible par la douleur qu'elle provoque ; en examinant avec attention le pli du coude, on voit que cette douleur est exactement limitée à l'insertion du tendon du muscle biceps.

Nous n'avons jamais constaté de sueurs profuses chez les malades qui ont fourni nos observations.

On voit souvent coïncider avec ces accidents articulaires et synoviaux, d'autres manifestations secondaires du même ordre ; ainsi nous avons observé deux fois des myosites des péroniers latéraux et des jumeaux de la jambe ; deux fois des périostoses ayant envahi la face interne des tibias ; le périoste était soulevé en différents points par de petites collections semi-liquides, qui donnaient la sensation d'un petit ganglion mobile sous le doigt. Ces petites tumeurs fluctuantes s'immobilisaient rapidement pour se transformer en saillies dures, bosselées, en imposant pour de véritables exostoses. Nous ne pensons pas devoir nous appesantir plus longuement sur ces accidents concomitants, que nous ne pourrions décrire sans sortir des limites de notre sujet. On les trouvera néanmoins très-exactement relatés dans nos observations.

Si nous ne sommes pas entré dans de plus grands détails à propos des accidents purement articulaires de la vérole, c'est que nous n'attachons pas une bien grande importance à l'aspect extérieur des articulations malades, qui physiquement ressemblent à peu de chose près à des articulations atteintes de rhumatisme vulgaire ; comme nous l'avons vu c'est surtout dans le siége des lésions, et dans les phénomènes généraux précurseurs de la maladie, que nous plaçons le point capital de notre question, à savoir : la spécificité des manifestations rhumatismales secondaires. Nos observations, du reste, en diront plus que ne peuvent le faire toutes nos descriptions.

Complications. Dans aucun cas, nous n'avons observé dans le cours du rhumatisme syphilitique les complications si fréquentes du rhumatisme vulgaire. De l'aveu des hommes compétents que nous avons consultés à ce sujet, de l'aveu de ceux qui ont eu l'occasion d'observer beaucoup de cas analogues aux nôtres, le rhumatisme syphilitique est exempt de complications. Le cœur et les grandes séreuses viscérales, la plèvre et le péricarde, restent presque toujours étrangers à la maladie. Les méninges sont également respectées.

Durée. Le rhumatisme syphilitique peut être d'une longue durée, si l'on méconnaît sa véritable nature; pris pour un rhumatisme vulgaire, il peut quelquefois s'aggraver, en dépit du traitement le mieux dirigé, et envahir la presque totalité des articulations. Mais reconnu et combattu par les mercuriaux et l'iodure de potassium, il cède le plus souvent avec une rapidité surprenante ; dans certains cas, quelques jours suffisent à faire disparaître des accidents qui duraient depuis plusieurs mois. Nous croyons pouvoir affirmer qu'après un mois de soins, il est bien rare de voir persister encore des symptômes articulaires.

A ce propos, qu'il nous soit permis de rappeler en quelques mots l'histoire d'un jeune Français que nous avions l'occasion de visiter quelquefois à Yoka-Hama. D'une constitution vigoureuse, n'ayant jamais eu de douleurs rhumatismales, il contracta au mois de septembre 1873 un chancre qui se cicatrisa au bout de quelques jours, sans laisser de trace; il n'eut à la suite de cet accident qu'une roséole fugace qui disparut d'elle-même huit jours après son apparition. Des accidents aussi bénins furent bien vite oubliés par le malade; et quand au mois d'octobre il fut pris d'accidents rhumatismaux des plus francs, dont il ignorait complétement la cause, il fut loin de penser à la syphilis. Le médecin traitant, nouvellement arrivé au Japon, administra le colchique, l'aconit, etc., et tous les autres médicaments réputés spécifiques du rhumatisme. Malgré l'excellente hygiène que l'on fit suivre au malade, malgré les soins dont on l'entoura, les accidents s'aggravèrent, et, au deuxième mois de sa maladie, il était alité et incapable d'exécuter le moindre mouvement. Deux mois se passèrent ainsi ; l'état du malade empirait de jour en jour ; l'anémie était profonde. C'est alors que nous le vîmes; soupçonnant la vérole, nous nous fîmes raconter par lui scrupuleusement tous les détails du début de sa maladie; il nous fit l'aveu de l'accident vénérien qu'il avait eu peu de temps auparavant. Nous fîmes part alors au médecin qui le traitait, de ce que nous avions obsersé en Chine et au Japon, et nous conseillâmes d'essayer le traitement spécifique. La liqueur de Van Swieten et l'iodure de potassium furent administrés concurremment, et quinze jours après le patient qui gardait le lit depuis plus de trois mois, pouvait sortir, se promener et accomplir même d'assez longues marches; il ne lui restait, des terribles accidents passés, qu'un peu de raideur dans les genoux, dans les épaules et dans les articulations tibio-tarsiennes.

Nous n'avons pu recueillir cette observation ; notre départ impévu de Yoko-Hama nous empêcha de le faire ; mais nous avons vu à plusieurs reprises le malade qui était une de nos connaissances, et nous affirmons l'authenticité du fait.

Terminaison. En général les manifestations rhumatismales de la vérole, combattues par un traitement approprié, disparaissent rapidement sans laisser aux malades d'aptitude morbide nouvelle. Bien guéries, elles sont fort peu sujettes aux récidives; mais elles plongent souvent les individus qu'elles ont frappés dans un état de faiblesse des plus singuliers. Cet état, qui dure en général plusieurs mois, consiste dans un manque d'élasticité et dans une faiblesse accusée des articulations. Les convalescents peuvent souvent faire d'assez longues marches à pied sans se fatiguer; mais ils ne peuvent ni courir, ni surtout franchir des obstacles; ils retombent inévitablement dès qu'ils veulent faire un saut. Leurs jambes semblent se dérober sous eux, et comme tous le disent d'une façon fort juste, « ils n'ont plus de jarrets. » Ces troubles particuliers de la motilité disparaissent peu à peu; dans tous les exemples que nous avons vus, au bout de trois ou quatre mois, les malades avaient entièrement recouvré l'intégrité de leurs fonctions locomotrices.

Diagnostic. Le diagnostic du rhumatisme syphilitique, le plus souvent facile, peut dans quelques cas présenter des difficultés réelles. Quand la maladie se présente avec le cortége complet des symptômes que nous venons d'énumérer, le doute n'est pas permis. Parmi ces symptômes, il en est de pathognomoniques qui proclament de suite la spécificité des accidents en présence desquels on se trouve. On doit s'adresser d'abord aux commémoratifs, et interroger avec soin les malades sur le début de leur affection; il faut les examiner avec soin et rechercher s'ils ont d'autres manifestations syphilitiques. Ce qu'il y a de remarquable dans le rhumatisme syphilitique, c'est sa période prodromale, relativement fort longue et caractérisée par cet endolorissement général que nous avons signalé, par cette insomnie difficile à expliquer et par cette anorexie concomitante, si rebelle à tous les agents thérapeutiques. Puis viennent les douleurs localisées aux bourses séreuses, aux gaînes synoviales et aux cavités articulaires, douleurs qui précèdent toujours de quelques jours la fluxion de ces parties. Des épanchements se forment alors lentement, sans douleurs vives, lancinantes, comme celles du rhumatisme ordinaire. La peau est généralement saine au niveau des parties malades; la fièvre, quand elle existe, est peu intense; il n'y a pas de sueurs profuses. Un caractère important du rhumatisme syphilitique est de se fixer de préférence sur les petites articulations, et de porter d'abord son action sur les bourses séreuses et les gaînes synoviales, avant d'envahir les grandes cavités articulaires. Les accidents du côté du cœur ne s'observent qu'exceptionnellement; cet organe reste indemne de toute atteinte; plusieurs médecins autorisés, exerçant depuis longtemps au Japon, nous ont affirmé qu'il en était toujours ainsi. Ajoutons que le rhumatisme syphilitique se développe toujours au début de la période secondaire, et que, dans bien des cas, on voit coïncider avec lui des myosites et des périostoses, qui feront reconnaître sûrement sa spécificité. Un dernier caractère enfin, c'est que les douleurs articulaires de la vérole se calment ordinairement pendant l'exercice, et s'exaspèrent par le repos.

Il est plus difficile de se prononcer sur la nature des accidents articulaires ou synoviaux qui se produisent à une époque plus éloignée du début de l'infection. Dans de pareils cas, en effet, il est permis de supposer que la syphilis n'a agi que comme cause débilitante, et qu'elle n'a fait que favoriser le développement d'une diathèse latente, muette jusqu'alors et éveillée par le seul fait de l'infection. Nos adversaires se sont servis de cet argument pour nier la spécificité des manifestations articulaires de la vérole, et n'admettre qu'une simple coïncidence de deux diathèses coévoluant sur le même sujet et capables de s'influencer mutuellement.

On ne confondra pas le rhumatisme syphilitique avec le rhumatisme articulaire aigu ; celui-ci est précédé de quelques prodromes généraux et locaux différents de ceux que nous avons décrits. Parmi les premiers, il y a des frissons irréguliers, de l'inappétence, de la soif, un appareil fébrile de médiocre intensité, etc. ; parmi les seconds, citons la gêne, la raideur des articulations et la dificulté de les mouvoir. Ces phénomènes initiaux sont de très-courte durée ; au bout de deux ou trois jours, la maladie éclate. Des douleurs contusives, ou bien lancinantes et térébrantes, si violentes parfois qu'elles arrachent des cris aux malades, se font sentir spontanément dans une ou plusieurs jointures ; leur caractère essentiel est l'extrême mobilité ; elles occupent successivement la presque totalité des grandes articulations, pour se fixer définitivement ensuite sur quelques-unes d'entre elles ; celles-ci se tuméfient rapidement alors ; la peau présente à leur niveau une suffusion rosée. La fièvre à cette période est presque toujours très-élevée ; le pouls est fréquent, large, dur, vibrant ; la peau est chaude, baignée d'une sueur abondante et nauséabonde. Mais le caractère le plus saillant du rhumatisme articulaire aigu, c'est d'intéresser les grandes séreuses viscérales, et de s'attaquer de préférence aux enveloppes du cœur, puis à la plèvre et enfin aux méninges cérébrales ; le péritoine lui-même est quelquefois atteint ; mais cela est beaucoup plus rare. Le rhumatisme articulaire aigu expose aux rechutes, et la cause la plus ordinaire de sa production, le froid, suffit souvent pour faire raparaître de nouvelles manifestations de la maladie.

Dans le rhumatisme articulaire chonique, la maladie affecte un certain nombre d'articulations ; celles-ci sont également douloureuses, mais les douleurs du rhumatisme chronique différent de celles de la forme aiguë, en ce que les premières sont moins mobiles et qu'elles redoublent presque constamment pendant les temps humides et froids. Les mouvements sont toujours gênés et parfois il sont totalement empêchés. C'est ce que l'on observe quand les jointures sont déformées et entourées de tophus. Si les mouvements peuvent encore s'exécuter, on entend pendant le frottement des surfaces articulaires, des bruits de craquement accentués.

Le rhumatisme blennorrhagique qui a plus d'un rapport avec les deux formes que nous venons d'esquisser, ne ressemble nullement au rhumatisme syphilitique ; le seul point de similitude qui paraisse exister entre eux, c'est que tous deux affectent de préférence les gaînes synoviales ; et, dans ce cas-là même, ils ne suivent pas la même marche.

Nous empruntons à le thèse de M. Maymou [1] quelques passages rélatifs à la synovite blennorrhagique ; on verra que cet accident diffère totalement de ceux que produit la syphilis ; son début, sa marche, ses allures n'ont rien de commun avec la vérole.

« La synovite tendineuse blennorrhagique, dit M. Maymou, apparaît à des périodes assez variables de l'écoulement. On l'a vue se développer à la fin de la

1. Maymou. *Étude sur la synovite tendineuse blennorrhagique.* Thèse de Paris, 1 75 (n° 200).

première semaine, dans le courant de la deuxième. Plus ordinairement elle se développe vers le commencement de la troisième semaine. Dans quelques circonstances nous l'avons vue survenir plusieurs mois après le début de l'écoulement. »

Plus loin l'auteur ajoute : « La synovite tendineuse blennorrhagique ne s'annonce pas par des prodromes ; dans les observations que nous avons recuillies, nous avons toujours vu débuter la maladie sans donner au malade le moindre avertissement appréciable, tout au plus si dans certains cas nous serions autorisé à dire que l'invasion des premiers symptômes a été précédé par un peu de malaise. »

Comme on le voit, nous sommes bien loin ici de la synovite syphilitique qui s'annonce par des prodromes si longs et si caractéristiques.

Dans la période d'invasion, le rhumatisme blennorrhagique s'annonce par un peu de malaise, par un frisson quelquefois assez intense, qui souvent peut manquer ; puis une douleur assez vive se fait sentir au niveau d'une articulation ou d'une gaîne tendineuse ; après cette première douleur, d'autres douleurs ayant les mêmes caractères viennent frapper de nouvelles jointures. On n'observe ni rougeur, ni gonflement. La maladie effleure ainsi plusieurs articulations avant de se fixer sur une ou plusieurs d'entre elles pour constituer l'affection spéciale. Il y a souvent à la fin de cette période quelques symptômes généraux tels que de la fièvre, de l'inappétence, un état saburral de la langue, etc....

Dans la période d'état, quand la maladie s'est définitivement arrêtée sur une articulation ou sur une gaîne tendineuse, ou bien encore sur plusieurs de ces organes réunis, on constate divers phénomènes : gonflement avec empâtement, et sensation de fluctuation au niveau des articulations ou des gaînes malades ; suffusion rosée de la peau ; douleur spontanée quelquefois très-vive. Enfin, on voit quelquefois survenir des accidents du côté du cœur.

L'observation II de la thèse de M. Maymou fait mention de lésions du cœur dans un cas où il n'y avait que synovite blennorrhagique et non rhumatisme à proprement parler. Ces lésions se traduisaient par un bruit de souffle au premier temps et à la pointe ; il y avait également à la base un souffle du premier temps indépendant de celui de la pointe.

Après les développements dans lesquels nous venons d'entrer, on voit donc nettement que le rhumatisme syphilitique se distingue des autres formes de rhumatisme par des caractères bien tranchés, sur lesquels nous n'insisterons pas plus longtemps. Tous les détails précédents nous dispenseront d'ajouter des commentaires à nos observations, qui du reste, nous le pensons, sont assez détaillées pour pouvoir s'en passer complétement. Nous les publions sans y rien ajouter, mais aussi sans en rien retrancher.

OBSERVATIONS.

Observation I. — Le nommé Georges C..., second maître à bord de *la Belliqueuse*, se présente à la visite du 30 décembre 1872. Agé de 29 ans, doué d'une constitution vigoureuse, il n'a jamais été malade et n'a jamais souffert de douleurs dans les membres ou dans les jointures.

Il nous découvre sa verge, où nous constatons à droite du frein du prépuce la présence d'une petite pustule bombée, dure, d'apparence nacrée, dont il s'est aperçu la veille ; il y a quinze jours, il a eu des rapports sexuels à terre avec une Japonaise.

31 décembre. — On remarque sur la pustule une fente longitudinale.

1er janvier 1873. — La pustule s'est transformée en un ulcère très-douloureux. Les ganglions de l'aîne droite sont engorgés ; l'un d'eux entre autres, est très-volumineux ; il y a aussi une tuméfaction légère des ganglions de l'aîne gauche.

2 janvier. — La suppuration s'établit mais elle est peu abondante.

3 janvier. — Pansement avec poudre de quinquina et poudre de charbon mélangées à parties égales.

4 janvier. — Légère cautérisation au crayon de nitrate d'argent, pansement sec avec poudre de calomel.

5 au 9 janvier. — Cautérisation légère avec solution de sublimé au centième, et continuation des pansements secs avec poudre de calomel.

L'ulcère à partir de ce moment, se répare graduellement, il devient rouge, bourgeonneant. Le 11 janvier, il est à peine douloureux et a l'apparence d'une plaie simple, de bonne nature. Les pansements au calomel sont continués.

12 janvier. — La plaie, qui se trouve aujourd'hui tout à fait au niveau des parties saines, est rouge ; elle se répare rapidement ; le peu d'induration qui existait dans le principe a à peu près disparu ; l'adénite commence à se résoudre.

Suppression des pansements au calomel ; l'ulcération est touchée à la solution mercurielle. Pansement charpie sèche seulement.

13 janvier. — La plaie est rouge, saignante ; elle se répare lentement. Pansement : charpie sèche.

14 janvier. — L'ulcère, quoique ayant toujours de la tendance à saigner, se cicatrise cependant à la périphérie. L'adénite se résout. Pansement : charpie sèche.

15 janvier. — La cicatrisation gagne de plus en plus de la périphérie au centre. L'adénite se réduit à fort peu de chose. Pansement charpie sèche jusqu'au 18 janvier.

18 janvier. — La cicatrisation du chancre est complète.

Du 18 janvier au 24 du même mois, douleurs vives dans tous les muscles des régions thoraciques antérieure et postérieure ; insomnie ; céphalée assez intense, surtout le soir. Douleur des plus pénibles sur toute la longueur du sternum ; exagération de cette douleur pendant l'inspiration; raideur et sensibilité exagérée des muscles de la région cervicale postérieure; torticolis; absence d'adénite cervicale; anorexie; empâtement douloureux des deux articulations temporo-maxillaires.

24 janvier. — Apparition d'une roséole spécifique, ayant pour siége le ventre, les flancs, le thorax, les bras dans le sens de la flexion. A partir de ce moment les douleurs perdent de leur intensité; le torticolis est moins pénible; mais l'adénite inguinale, qui est restée stationnaire, rend la marche assez difficile. L'anorexie persiste.

25, 26, 27, 28, 29, 30 janvier. — 1 cuillerée de liqueur de van Swieten et 0,50 centigr. d'iodure de potassium.

L'anorexie persiste; l'adénite se résout progressivement; toujours de l'insomnie.

1er février. — Douleurs lombaires vives. Anorexie persistante. 1 cuillerée de van Swieten et 0,75 centigr. d'iodure de potassium.

2 février. — Appétit un peu meilleur; douleurs moins vives; seule la douleur qui a pour siége les régions sternale et précordiale, a conservé son intensité et rend la respiration très-pénible, surtout vers le soir. Même traitement.

3 février. — L'appétit renaît; les douleurs des membres sont moins intenses, les taches syphilitiques sont à peu près effacées; la douleur sternale persiste. Même traitement.

4 février. — L'anorexie a disparu; la douleur sternale est moins aiguë. Même traitement.

5, 6, 7, 8 et 9 février. — Les symptômes s'amendent chaque jour. Même traitement

10 février. — Diarrhée et coliques assez vives. Suspension du traitement.

12 février. — La diarrhée et les coliques persistent.

13 février. — La diarrhée a cessé. L'état général est assez satisfaisant.

15 février. — Le traitement, suspendu pendant quelque temps, est de nouveau repris.

1 cuillerée de liqueur de van Swieten; 0,75 centigr. d'iodure de potassium.

16 février. — Douleurs vagues dans les membres et les couches musculaires du thorax. Déglutition pénible depuis plusieurs jours. Pas d'ulcérations de l'arrière-gorge.

17, 18, 19, 20 février. Même état, même traitement.

21 février. — Douleurs très-vives dans les lombes.

22 février. — La gêne de la déglutition a disparu. Même traitement.

23 février. — Diarrhée et coliques. Douleurs vives à la pression au niveau de la patte d'oie, dans les masses musculaires lombaires, et vers le milieu du bord antérieur de la clavicule gauche; les mouvements du bras gauche sont très-pénibles. Lorsque le malade s'expose au froid, il survient un léger engorgement des ganglions cervicaux; les mouvements de la tête et du cou sont alors douloureux. Bien qu'il n'existe pas d'ulcérations du côté de la gorge, la déglutition est cependant pénible.

26 février. — Vives coliques. Diarrhée. Suspension de traitement. Les douleurs persistent.

1er mars. — Toujours de la diarrhée et des coliques. Douleur très-vive au niveau de l'articulation coxofémorale gauche; fièvre; la marche est extrêmement pénible.

Traitement : une cuillerée et demie de liqueur de Van-Swieten; 0,50 centigr. d'iodure de potasium.

2 mars. — La diarrhée a cessé.

Deux cuillerées de liqueur de Van-Swieten. 1 gr. d'iodure de potasium.

4 mars. — Douleur intense dans l'articulation scapulo-humérale gauche, s'exaspérant dans l'inspiration. Tuméfaction de la région. Insomnie.

Même traitement. 0,02 centigr. de morphine le soir.

5 mars. — Suspension du traitement spécifique; du 5 au 19 mars tous les matins 0,10 centigr. d'extrait d'aconit; tous les soirs, 0,01 centigr. de morphine. Aucune amélioration par ce traitement; les douleurs augmentent; les mouvements de la jambe gauche et du bras gauche sont impossibles.

19 mars. — Grand bain.

20 mars. — Grand bain. Amélioration de l'état général.

21, 22 mars. — Grands bains. Même état. Suspension de tout traitement.

23 mars. — Aux deux mains, la face dorsale du poignet et du métacarpe est très-douloureuse vers le soir, gonflement des veines de ces régions, puis œdème de ces mêmes régions paraissant résulter d'un épanchement séreux dans les gaînes des tendons, des extenseurs; rien, selon toute apparence, du côté de l'articulation radio-carpienne.

Traitement : 1 gr. iodure de potasium.

24 mars. — Douleurs moins vives. Tuméfaction moins pronon-

cée de l'articulation coxo-fémorale gauche et de l'articulation de l'épaule du même côté.

Traitement : 15 gouttes teinture de colchique. 1 gr. iodure de potasium.

26 au 31 mars. — Amélioration de l'état général ; cependant toujours de l'insomnie et des douleurs nocturnes ; la douleur et l'œdème des poignets persistent.

1er avril. — Même état. 1 gr. 50 centigr. iodure de potasium.

Sous l'influence de l'iodure de potasium, l'état du malade s'améliore rapidement, et au 20 avril il quitte l'hôpital à peu près guéri, accusant seulement un peu de raideur dans les articulations atteintes.

Les douleurs ressenties pendant tout le cours de la maladie ont revêtu des caractères qui méritent d'être notés. Les douleurs qui rendaient si pénibles les mouvements de l'articulation de l'épaule gauche avaient pour siége non-seulement cette articulation, mais encore la face supérieure de l'acromion, qui était très-sensible à la pression, et l'articulation sterno-claviculaire gauche qui était distendue par un épanchement considérable ; quoiqu'il n'y eût pas de tuméfaction de l'articulation sterno-claviculaire droite, le malade paraissait néanmoins beaucoup souffrir quand on procédait à son examen. Les ganglions cervicaux ont été pendant tout le cours de la maladie, légèrement tuméfiés ; ils le sont encore un peu en ce moment, et on peut en sentir jusque sur l'apophyse mastoïde elle-même. Au pli du coude, les douleurs étaient limitées en un point, correspondant exactement à l'insertion du tendon du biceps. On constatait une faiblesse très-notable des membres inférieurs ; l'action de monter ou de descendre était des plus pénibles. Des douleurs sourdes, profondes, paraissant avoir leur siége dans l'intérieur des muscles eux-mêmes, existaient le long des péroniers latéraux, du tibial antérieur et des extenseurs ; le siége de ces souffrances était parfaitement limité ; il n'occupait généralement qu'un district fort restreint du muscle.

Aujourd'hui, bien que les douleurs aient beaucoup perdu de leur intensité, on constate néanmoins une faiblesse notable des membres inférieurs.

2 mai. — Taches rosées de la paume des mains, à peine distinctes comme coloration des parties voisines.

5 mai. — La coloration des taches s'est accentuée, celles-ci sont devenues successivement rouges, puis jaunes, et présentent aujourd'hui une teinte cuivrée ; l'épiderme qui se trouve à leur niveau est le siége d'une desquammation furfuracée abondante.

14 mai. — La faiblesse des membres inférieurs persiste; des douleurs vagues se font encore sentir dans les membres supérieurs le malade paraît souffrir beaucoup quand on exerce une légère pression sur l'olécrane au niveau de l'insertion du triceps brachial. Les mouvements des poignets sont pénibles, bien que l'œdème ait disparu. Chute des cheveux, sans qu'il y ait d'éruption du cuir chevelu.

Traitement : 1. cuill. de liqueur de Van-Swieten. 1 gr. d'iodure de potassium.

20 mai.—Le psoriasis palmaire n'existe plus; les douleurs ressenties dans les membres supérieurs se réduisent à fort peu de chose; les membres inférieurs semblent être plus vigoureux.

1er juin. — Suspension de tout traitement. État général satisfaisant; seul, le doigt annulaire gauche présente un tuméfaction douloureuse avec gonflement considérable de l'articulation de la première phalange avec la seconde.

Traitement : deux cuill. huile de foie de morue.

Du 1er juin au 16 juillet, le même état persiste; le malade a beaucoup souffert d'une sciatique siégeant tantôt à gauche, tantôt à droite. Les bourses synoviales sous-cutanées sont toujours douloureuses à la pression. Il est survenu depuis quelques jours une roséole confluente des plus caractéristiques.

Traitement : une cuill. de liqueur de Van Swieten.

28 juillet. — La roséole est complétement effacée; les douleurs persistent.

15 août. — Hier soir le malade a eu un mouvement fébrile intense; ce matin, il accuse des douleurs sourdes dans le genou droit. Nous constatons alors que l'articulation est le siége d'une tuméfaction considérable : le cul-de-sac sous-tricipital est distendu par une quantité de liquide très-notable. Nous constatons, en outre, un hygroma de la bourse prérotulienne du genou gauche. Les deux régions olécrâniennes, au niveau de l'insertion des muscles triceps, sont toujours très-sensibles. La sciatique persiste à droite, mais elle semble être limitée à son point fessier.

Suspension du traitement jusqu'au 16 août.

16 août. — Même état. 1 gr. iodure de potassium.

9 septembre. — Amélioration très-prononcée; les douleurs ont cessé; il reste seulement un peu de raideur dans le genou droit, et quelquefois une douleur au niveau de l'émergence du nerf sciatique droit.

17 septembre. — Le malade a retrouvé son état normal; la

pression au niveau de l'apophyse épineuse de la quatrième vertèbre lombaire est cependant encore un peu douloureuse. On signe l'exéat.

27 janvier 1874. — Le malade rentre à l'hôpital pour quelques jours; il se plaint de douleurs assez vives dans l'articulation de l'épaule droite. Il éprouve de la peine à placer ses bras dans l'attitude de la pronation.

Traitement : 2 gr. iodure de potassium.

Le malade continue ce traitement jusqu'au 1er mai 1874. A cette époque, il a complétement recouvré la santé.

Nous avons eu occasion de le revoir au mois de février 1875; il nous a affirmé ne s'être pas ressenti de ses douleurs rhumatismales.

Observation II. — Turcas Marius, matelot à bord de la *Belliqueuse*, vient se présenter à la visite du 28 mai 1863.

Agé de vingt ans, d'une bonne constitution, il n'a jamais eu de rhumatismes. Il est porteur d'un chancre induré type siégeant à la rainure balano-préputiale, à gauche du frein du prépuce.

Au service des maîtres du bord, ce matelot jouit d'assez de liberté; il descend presque journellement à terre pour faire des provisions, et il pratique assez fréquemment le coït. Il nous raconte qu'il y a un mois, alors que la corvette était à Amoy, sur les côtes de la Chine, il eut commerce avec une Chinoise dans la matinée du 15 avril. Depuis ce jour il n'a pas quitté le navire; l'incubation du chancre infectant a donc été de 40 jours dans ce cas particulier.

On prescrit la liqueur de Van Swieten à la dose d'une cuillerée par jour; le malade commence ce traitement le 28 mai; il le suit assez régulièrement pendant un mois, mais après cette époque, il ne vient que rarement à l'hôpital prendre son médicament.

Au bout de quinze jours, le chancre était cicatrisé, laissant à sa place une induration considérable. Les ganglions de l'aîne tuméfiés avaient assez vite repris leur volume normal sous l'influence de l'application d'emplâtres de Vigo.

Nous perdîmes de vue le malade pendant quelque temps; il continuait ses services et croyait avoir recouvré la santé.

Le 22 juillet, il vient nous trouver de nouveau; il accuse des douleurs vives en différentes parties du corps. Il nous montre sa main droite, où existe un œdème considérable au niveau de la face dorsale des articulations métacarpo-phalangiennes. Aux deux épaules, la pression de la face supérieure de l'acromion le fait beaucoup souffrir. Il a un hygroma aigu de la bourse prérotulienne du genou gauche; on détermine en outre une vive douleur en pressant sur un point limité du muscle tibial antérieur, au niveau de son tiers supérieur. Les articulations métatarso-phalangiennes sont également le siége d'une tuméfaction très-prononcée; la peau présente à leur niveau une coloration rosée.

Le malade nous raconte alors que depuis un mois environ, avant l'invasion des accidents qui l'amènent aujourd'hui à l'hôpital, il fut atteint d'une céphalée rebelle, très-pénible, surtout le soir. Une faiblesse générale envahit tout son être. La nuit, nous dit-il, il ne pouvait dormir, et était obligé de garder la position qu'il avait prise en se couchant; il éprouvait des difficultés énormes à se mouvoir dans son hamac. Ses bras lui paraissaient trop lourds; il ne pouvait porter à sa bouche ses aliments sans se forcer beaucoup.

Il commença à ressentir des douleurs vagues, aussitôt à sa sortie de l'hôpital, d'abord au niveau des parties saillantes du squelette de l'épaule droite, puis ensuite de l'épaule gauche; les deux articulations sterno-claviculaires devinrent très-douloureuses et très-gonflées; enfin la respiration fut entravée, par suite des douleurs intenses qui occupaient la face antérieure du sternum, et qui s'exaspéraient pendant l'inspiration.

On ausculte avec soin le cœur qui ne présente rien d'anormal.

Croyant avoir affaire à un rhumatisme vulgaire, on prescrit 2 cuillerées d'huile de foie de morue, 4 grammes de nitrate de potasse dans un litre de tisane; les articulations malades sont enveloppées de ouate, après avoir été préalablement frictionnées avec un liniment volatil camphré.

Le malade a complétement perdu l'appétit, bien qu'il n'ait qu'un léger mouvement fébrile, à peine sensible.

28 juillet. L'état du malade est le même. Aux deux tibias, la pression détermine de la douleur au niveau de l'insertion des tendons de la patte d'oie, on constate à ce niveau une légère tuméfaction, sans changement de couleur de la peau.

6 août. Aggravation de tous les symptômes. Œdème considérable à la face dorsale des deux poignets, et à la face palmaire du poignet gauche, au niveau des gaînes tendineuses du long supinateur et du grand palmaire. Violent accès de fièvre dans la nuit. Tuméfaction considérable de l'épaule gauche et du genou droit; la peau a cependant conservé sa coloration normale au niveau de ces par-

ties. Les ganglions cervicaux sont démesurément engorgés. En outre, une éruption érythémateuse, plus ou moins caractérisée suivant le moment de la journée auquel on l'observe, se montre à la face antérieure des avant-bras, au thorax, aux flancs et à la face. Les articulations chondro-costales sont très-sensibles à la pression. Il n'y a rien au cœur.

14 août. Depuis le 11 août, le malade est en proie à une fièvre vive qui, bien que continue, s'exaspère chaque soir. L'éruption a pr s aujourd'hui des caractères bien tranchés. Elle est confluente au cou, à la région antérieure des avant-bras, au thorax, à l'abdomen et aux pieds. Les macules du cou présentent une couleur sombre, lie de vin. L'adénite cervicale est plus prononcée encore. Les douleurs siégeant au niveau de la patte d'oie persistent; celles de la face antérieure du sternum sont tellement fortes que la respiration est profondément troublée; quand le malade tousse, il lui semble, selon son expression, « qu'on lui arrache la poitrine. » Jusqu'à présent, il n'a pas été administré autre chose que la teinture de colchique; cette préparation, du reste, n'a pas amené d'amélioration dans l'état du malade.

15 août. La fièvre a disparu; l'éruption, qui s'est généralisée, a pris la forme papuleuse, elle est actuellement le siége d'une disquamation furfuracée très-abondante. Les autres symptômes sont ce qu'ils étaient.

Devant un pareil cortége d'accidents, on se décide à prescrire le traitement spécifique.

Traitement : 1 cuillerée de liqueur de Van Swieten.

25 août. L'éruption a pris l'aspect, à certaines places, du psoriasis le plus franc. La face, où elle était confluente, est couverte de squames qui tombent et se reproduisent rapidement. Le pavillon de l'oreille droite est un peu tuméfié; il existe un point très-douloureux au-dessus de l'œil gauche, sur la partie externe de l'arcade orbitaire. Les douleurs des membres persistent; les mouvements des bras sont presque impossibles.

Traitement : 2 cuillerées de liqueur de Van Swieten.

29 août. Amélioration notable; les douleurs sont beaucoup moins vives. Les paupières sont très-gonflées; leurs bords libres sont accolés, en sorte que le malade ne peut y voir. A la place de quelques plaques papulo-squameuses, on trouve une surface rouge, lisse, pourvue d'un nouvel épiderme, et présentant toutes les apparences de cicatrices d'ulcères.

Traitement : 2 cuillerées de liqueur de Van Swieten ; frictions générales avec la pommade au goudron.

1 gramme d'iodure de potassium.

9 septembre. Sous l'influence du traitement, tous les symptômes se sont rapidement amendés. Aujourd'hui la desquamation est achevée ; aux membres inférieurs, il y a un certain nombre de points où le derme a été détruit, et qui présentent l'aspect cuivré, luisant des cicatrices d'ulcères syphilitiques. Ces cicatrices sont très-nombreuses à la plante des pieds. L'œdème des paupières n'existe plus, les douleurs des membres se font à peine sentir ; seul, l'hygroma de la bourse prérotulienne gauche est encore un peu sensible à la pression.

Depuis quelques jours, le malade présente un onyxis syphilitique intéressant la totalité des ongles de la main, et seulement les ongles des gros orteils des pieds.

Même traitement.

17 septembre. Toutes les manifestations articulaires ont disparu. Les taches de la peau, dernières traces de l'éruption, commencent à palir ; aux jambes, elles ont en certains points l'apparence d'ecchymoses en voie de résolution, là seulement où le derme n'a pas été détruit. Les ongles tombent, la matrice de chaque ongle paraît saine ; celui-ci se sphacèle par son extrémité libre, qui se soulève et se détache par petites lamelles noirâtres.

Même traitement.

25 septembre. — L'amélioration est telle que le malade demande à reprendre son service ; il présente cependant encore un gonflement douloureux des deux glandes parotides. On le garde en traitement.

4 novembre. Tous les accidents ont disparu. Le malade a recouvré l'intégrité de sa santé ; il quitte l'hôpital ; mais on lui ordonne de venir chaque jour prendre son iodure de potassium, ce qu'il fait régulièrement jusqu'au 1er janvier 1874, époque à laquelle il cesse tout traitement.

Huit mois plus tard, époque où nous l'avons perdu de vue, il était fort bien portant, ne se ressentant aucunement des manifestations articulaires multiples dont il avait souffert. L'onyxis avait disparu, et les ongles malades avaient fait place à des ongles tout à fait normaux.

Observation III. Le nommé Bouron, Gabriel, matelot de troisième classe, vient à l'hôpital de Yoko-Hama le 24 juin 1873. Agé de 22 ans, d'une constitution robuste, il n'a jamais fait de maladie grave. Au mois de janvier dernier, il est resté un mois en traitement pour des chancres simples multiples.

Aujourd'hui il nous arrive avec un chancre induré du fourreau de la verge, chancre infectant des plus caractéristiques. Les ganglions inguinaux sont engorgés dans leur presque totalité ; un bubon inflammatoire suppuré existe à l'aîne gauche.

Le malade ne peut nous donner des renseignements précis sur le moment de l'infection. Détaché à l'hôpital de Yoko-Hama, il jouit d'une assez grande liberté ; il nous dit avoir eu des rapports sexuels journaliers avec des femmes différentes, et il ne sait à quelle époque rapporter le coït infectant.

24 juin. Traitement : pansement du chancre par la poudre de camphre ; onctions mercurielles et cataplasmes sur le bubon suppuré. 1 cuillerée de liqueur de Van Swieten.

26 juin. Ouverture du bubon avec le cautère actuel, issue de pus mal lié.

Traitement : pansement avec la poudre de calomel, bains de siége, cataplasmes sur le bubon. 1 cuillerée de Van Swieten.

1er juillet. Éruption de pustules sur toute la surface du corps. Pas de fièvre.

Traitement : le même. Injection d'une solution de nitrate d'argent au centième dans le bubon.

4 juillet. Depuis quelques jours, le malade éprouve un malaise général : céphalalgie intense, surtout le soir ; insomnie, anorexie complète ; pas de fièvre néanmoins. Il se plaint de douleurs vagues généralisées ; il ne peut atteindre son lit sans l'aide de quelqu'un ; les mouvements de pronation et de supination sont très-difficiles à exécuter ; il lui est impossible de lever ses bras au-dessus de sa tête, et il ne peut qu'à grand' peine porter les aliments à sa bouche ; il nous dit que ses mains et ses bras sont « morts » ; il ne peut ni serrer ni saisir franchement les objets ; ses mains tremblent, et il lui faut toute sa volonté pour arriver à s'emparer d'un objet qui se trouve à sa portée. Il n'a cependant pas d'habitudes d'ivrognerie ; il ne boit guère que sa ration journalière de vin et d'eau-de-vie. Il éprouve une douleur vive à la face antérieure du sternum, au niveau des insertions des grands pectoraux ; l'inspiration exagère cette douleur. L'articulation sterno-claviculaire droite est légèrement tuméfiée. On éveille une vive douleur quand on presse sur un

point très-limité du jumeau externe de la jambe droite. Le malade n'a jamais eu de rhumatisme.

Traitement : Le même. 45 grammes de sulfate de soude.

5 juillet. Huit selles par le purgatif. Les pustules cutanées, transformées en ulcérations, caractérisent l'ecthyma syphilitique dans sa forme la plus complète. Elles sont entourées d'une auréole rouge sombre. Le malade se plaint d'avoir de la difficulté à avaler ; nous examinons la gorge et nous constatons une ulcération sur l'amygdale gauche et une autre ulcération de même nature sur la muqueuse de la paroi postérieure du pharynx.

Traitement : toucher les ulcérations de la gorge avec une solution au centième de bichlorure de mercure ; gargarisme au chlorate de potasse. 2 cuillerées de liqueur de Van Swieten.

10 juillet. Apparition de nouvelles pustules qui rendent l'éruption ecthymateuse presque confluente. Les pustules anciennes sont le siége d'une suppuration abondante. Le malade a eu hier un mouvement fébrile très-prononcé, qui a duré toute la nuit et peut encore être constaté au moment de la visite du matin ; il se plaint de ressentir des douleurs dans le genou gauche ; cette articulation est le siége d'une tuméfaction très-notable ; la peau est normale à son niveau ; les mouvements sont très-pénibles, et un épanchement considérable existe dans la cavité articulaire ; le cul-de-sac sous-tricipital de la synoviale est très-distendu par le liquide.

On détermine de vives douleurs en pressant sur la face supérieure de l'acromion, à la partie postérieure de l'olécrâne, à la partie postérieure et inférieure du calcanéum, au niveau de l'insertion du tendon d'Achille. Ces phénomènes s'observent également aux quatre membres.

Traitement : le même. Application d'un vésicatoire sur le genou malade.

13 juillet. Application d'une anse de fil autour d'un ganglion qui fait hernie par l'ouverture du bubon ; écrasement avec l'écraseur de trousse. Le ganglion est enlevé et il reste une ligature qui embrasse les vaisseaux afférents et efférents du ganglion disparu. Même état pour le reste. Nous examinons avec soin le cœur que nous trouvons parfaitement sain.

Traitement : le même. Grand bain de son. Pansement du bubon avec poudre de charbon et de quinquina.

17 juillet. — Des croûtes épaisses recouvrent les ulcérations qui ont succédé aux pustules. Ces croûtes tombent et laissent voir des

ulcérations profondes, véritables chancres disséminés sur toute la surface du corps, aussi confluents à la face que sur le tronc et les membres.

Traitement : le même.

20 juillet. — Le malade a considérablement maigri ; sa maladie semble l'affecter beaucoup.

28 juillet. — Même état général. L'épanchement du genou a sensiblement diminué ; les mouvements de l'articulation sont plus faciles. Mais le malade nous montre ses poignets, où il existe une tuméfaction considérable au niveau de la face dorsale et externe du carpe ; tuméfaction qui s'étend à la face dorsale du métacarpe. L'épanchement paraît siéger dans les gaînes synoviales des extenseurs des doigts ; la pression est très-douloureuse au niveau des tendons des muscles long abducteur du pouce et extenseur propre de l'index.

Traitement : le même.

31 juillet. — L'état du malade s'améliore ; les croûtes sèchent et tombent, laissant voir des plaies de meilleure nature ; quelques-unes de ces plaies saignent au moindre contact ; d'autres commencent à se cicatriser. Les ulcérations de la gorge, au contraire, semblent s'aggraver ; l'une d'elle, profonde, siége sur la partie moyenne du voile du palais.

Traitement : deux cuillerées de liqueur de Van Swieten ; un gramme iodure de potassium.

Les ulcérations de la gorge sont touchées avec un collutoire à l'acide chlorhydrique. Le chlorate de potasse est administré concurremment avec les spécifiques. Bains de son tous les deux jours.

8 août. — Le malade va mieux. L'épanchement des gaînes synoviales des tendons extenseurs des doigts a à peu près disparu ; le genou gauche n'est plus que légèrement tuméfié ; l'articulation sterno-claviculaire droite, qui était aussi le siége d'un épanchement considérable, est beaucoup moins douloureuse. La pression au niveau de la patte d'oie et de l'insertion inférieure du biceps crural détermine encore des douleurs vives ; les régions du coude et du talon sont moins sensibles.

Traitement : le même.

21 août. — Le chancre est complétement cicatrisé ; les ulcères de la peau se réparent ; seules, les plaques de la gorge ne présentent pas de tendances à la guérison. Les mouvements des membres deviennent journellement moins pénibles.

27 août. — Le mieux persiste. Nombre d'ulcères sont remplacés par des cicatrices livides, cuivrées, luisantes et déprimées.

Traitement : le même. Vin de quinquina. Viande crue.

15 septembre. — Ulcération du bord libre de la paupière supérieure droite. L'ulcération du voile du palais a gagné en étendue et en profondeur.

18 septembre. — Insomnie. Fièvre ardente dans la nuit. Douleurs vives de la face, de la tête, de la gorge ; de nouvelles pustules d'ecthyma apparaissent sur les points de la peau restés sains. Les douleurs articulaires vont toujours en décroissant, les épanchements séreux des cavités articulaires et des gaînes synoviales se résolvent.

Traitement : le même.

15 octobre. — Perforation du voile du palais ; les liquides sont rejetés par les fosses nasales ; le malade vomit tout ce qu'il prend. Il se plaint en outre de douleurs siégeant à la face interne et sur le bord antérieur des tibias ; l'exploration de ces régions nous fait découvrir de petites tumeurs molles, roulant sous le doigt comme de véritables ganglions, et donnant une sensation de fluctuation très-manifeste. Ces tumeurs paraissent siéger sous le périoste ; elles sont très-douloureuses à la pression.

Traitement : le même.

24 octobre. — Les deux tibias sont couverts de petites tumeurs analogues à celles que nous avons précédemment observées. Nous assistons à l'évolution complète de ces tumeurs qui, d'abord très-fluctuantes, très-mobiles, deviennent, au bout de quelques jours, fixes, s'empâtent et se transforment en véritables exostoses.

14 novembre. — L'état général du malade est mauvais. Bien que l'auscultation ne révèle rien d'anormal, il tousse beaucoup et expectore d'abondants crachats, qui semblent provenir tant de la sécrétion bronchique que de la suppuration des ulcères de l'arrière-gorge.

Les manifestations rhumatismales ont à peu près complétement disparu.

Au 1er décembre, le conseil de santé décrète le renvoi du malade en France ; depuis cette époque, nous l'avons totalement perdu de vue.

Observation IV. — Lemerle, François, gabier à bord de la *Belliqueuse*, entre à l'infirmerie du navire le 30 juillet 1873. C'est un homme de vingt-cinq ans, d'une bonne constitution, qui ne compte dans ses antécédents morbides qu'une pneumonie, il y a trois ans.

Il nous montre sa verge et nous constatons ce qui suit : le prépuce, légèrement œdématié, ne peut être ramené dernière le gland sans difficulté ; une fois cette partie découverte, nous apercevons, sur sa face supérieure, près de la rainure balano-préputiale, un ulcère circulaire, de la dimension d'une pièce de vingt centimes ; les bords de cet ulcère se confondent insensiblement avec le fond, qui est grisâtre, recouvert d'un pus peu abondant. La base est très-indurée et donne au palper la sensation d'un cartilage que l'on presserait sous les doigts. Les ganglions de l'aîne droite sont très-volumineux ; ceux de l'aîne gauche sont légèrement tuméfiés. Les frottements de la verge contre le pantalon déterminent un peu de douleur qui fatigue la malade lorsqu'il est obligé de monter dans la mâture

Ce matelot nous raconte alors qu'il est allé à terre le 7 juillet, et que ce jour-là même, il a cohabité avec une japonaise, dont le corps était couvert de taches rouges. D'après ses indications, l'accident primitif aurait apparu chez lui le 25 juillet, dix-huit jours environ après le coït infectant.

30 juillet. — Traitement : repos. Pansement du chancre avec de la charpie imbibée d'une solution de nitrate d'argent au soixantième. Application de sparadrap de Vigo sur les ganglions tuméfiés des deux aînes.

5 août. — Sous l'influence du repos et de quelques bains locaux émollients, l'œdème du prépuce s'est complétement effacé ; le chancre s'est modifié d'une façon notable ; au fond de l'ulcère on voit quelques bourgeons charnus de bonne nature, rouges, qui laissent sourdre un pus bien lié, mais peu abondant néanmoins. Les ganglions des aînes sont tout à fait indolents.

Jusqu'au 25 août l'amélioration continue ; à cette date le chancre est cicatrisé, et le malade quitte l'hôpital, sans qu'aucun traitement général ait été institué.

14 septembre. — Le 14 septembre, nous le voyons de nonveau ; il ne peut qu'à grand'peine, dit-il monter dans la mâture, où son service l'appelle à chaque instant ; l'action d'en descendre est peut-être plus pénible encore que celle d'y monter. Il craint à tout moment de tomber sur le pont, parce que ses mains ne peuvent saisir avec assez de force les points d'appui qui lui sont nécessaires. Il ne peut se hisser dans son hamac qu'avec beaucoup de difficulté ; quand il est

couché, le changement de position est extrêmement laborieux. Ses jambes ne peuvent le porter, ajoute-t-il, et dès qu'il essaye de s'accroupir, il tombe immédiatement dans la position assise. Il est atteint d'une céphalée peu intense, mais continue, à laquelle il attribue l'insomnie qui l'épuise. La langue est saburrale ; il a un dégoût profond des aliments. Chaque soir survient un accès de fièvre peu accentué.

Le malade est exempté de service et mis en observation. Traitement : 1 gr. 50 de poudre d'ipeca.

15 septembre. — Même état. La langue est moins chargée ; le patient dit avoir reposé un peu la nuit dernière ; il mange ce matin avec quelque appétit. Nous examinons soigneusement toute la surface du corps où nous ne découvrons rien de spécifique. Les choses persistent ainsi jusqu'au 24 septembre ; nous pensons alors que le malade cherche à nous tromper et nous l'engageons à reprendre son service. Il nous montre alors son poignet droit qui est légèrement tuméfié à la face dorsale du carpe et du métacarpe. Il nous dit s'être aperçu de cet accident ce matin au réveil. Il tient son avant-bras gauche légèrement fléchi sur le bras, et quand nous voulons le ramener dans l'extension, il accuse une vive douleur dans la région du coude ; nous explorons cette région et nous trouvons que la douleur est limitée à un point fixe qui correspond à l'insertion du biceps. Ce muscle du reste paraît être un peu tuméfié ; il est plus dur que celui de l'autre bras et sensible à la pression dans ses deux tiers inférieurs.

Traitement : repos au lit ; frictions avec un liniment volatil camphré ; les points malades sont entourés de ouate.

21 septembre. — Même état. L'épanchement du poignet droit a augmenté ; les mouvements de pronation et de supination sont très-douloureux. Le malade se plaint en outre de douleurs vives le long du sternum qui l'empêchent de respirer ; la face supérieure de l'acromion est très-sensible à la pression ; on observe ce phénomène aux deux épaules. On détermine également une vive douleur quand on déprime la bourse séreuse prérotulienne gauche.

25 septembre. — Le malade a été pris hier d'un accès de fièvre assez violent, qui dure encore au moment où nous le voyons ; il dit souffrir beaucoup du genou droit ; nous examinons cette région ; la peau est chaude à son niveau, et la cavité articulaire est distendue par un épanchement considérable. Nous découvrons en même temps, par l'examen du corps, une roséole qui a pour siége l'abdomen, les

flancs, la partie interne des cuisses et les parties latérales du cou ; quelques taches commencent à apparaître sur les bras. L'examen du cœur ne nous donne que des signes négatifs.

Traitement : vésicatoire sur le genou malade ; une cuillerée de liqueur de Van Swieten.

28 septembre. — Même état. Nous examinons la gorge du malade et nous découvrons une ulcération de la dimension d'une pièce de cinquante centimes sur l'amygdale gauche. Il y a sur la face interne des tibias des points circonscrits très-douloureux ; au niveau de ces points, on perçoit une fluctuation manifeste qui se déplace sous le doigt et donne la sensation d'un ganglion mobile.

Traitement : 2 cuillerées de liqueur de Van Swieten.

3 octobre. — Amélioration des plus remarquables. L'épanchement du genou droit se résout ; ceux du poignet droit et de la bourse prérotulienne gauche ont à peu près disparu. La roséole tend à s'effacer ; les ulcérations de l'arrière-gorge sont en voie de réparation.

Traitement : le même.

A partir de ce jour, le mieux s'accentue davantage : les accidents se calment, et le 27 octobre le malade demande à quitter l'hôpital. On signe son exéat, tout en lui recommandant de venir prendre régulièrement ses médicaments. Le traitement est continué jusqu'au 1er janvier 1874 ; on le cesse à cette date, le malade ne se ressentant plus de rien.

2 avril 1874. — Le malade rentre quelques jours à l'infirmerie ; il a sept ou huit points de périostose disséminés à la face interne et au bord antérieur des tibias. L'iodure de potassium est prescrit à la dose de 1 gramme, et au 1er mai suivant, le malade a recouvré la plénitude de sa santé.

Nous l'avons quitté lors du désarmement de la corvette, quelques semaines plus tard ; il se portait parfaitement, et depuis nous n'en avons pas eu de nouvelles.

Observation V. — Pierre Caron, 24 ans, matelot-chauffeur à bord de *la Belliqueuse*, se présente à l'infirmerie le 20 octobre 1873. C'est un homme robuste qui n'a jamais été malade jusque-là. Nous constatons un phimosis complet ; le prépuce considérablement œdématié ne peut être ramené derrière le gland ; à son orifice rétréci se voit un peu de pus crémeux, bien lié, mais peu abondant. Nous ne trouvons rien à l'examen du prépuce, qui ne nous paraît pas recéler des ulcérations; mais au niveau du méat urinaire, la palpation nous donne la sensation d'une dureté cartilagineuse, profonde.

Le malade nous dit qu'il y a environ un mois, lors du séjour de la corvette à Hong-Kong, il eut des rapports avec une Chinoise et que, il y a huit jours seulement, il aperçut à l'entrée du méat une petite plaie, rendant la miction un peu douloureuse; mais il attacha peu d'importance et continua à faire son service; depuis deux jours l'œdème du prépuce est survenu, et aujourd'hui un peu inquiet de son état, il vient nous consulter. Les ganglions de l'aîne gauche sont volumineux, mais ils ne font nullement souffrir le malade. Un autre ganglion, de la taille d'une noisette, également indolent, existe aussi dans la région profonde de l'aîne droite.

Traitement : bains émollients. Repos au lit. La verge est maintenue dans une position un peu élevée.

Du 21 au 25 octobre, le malade est soumis aux mêmes soins; l'œdème du prépuce diminue rapidement, et le 26 octobre au matin le phimosis peut être réduit.

26 octobre. — Nous constatons alors à l'orifice de l'urèthre un chancre infectant type, circulaire, de 6 millimètres de diamètre environ. Les ganglions des aînes sont toujours très-tuméfiés.

Traitement : le chancre est touché avec une solution de nitrate d'argent au trentième, puis pansé avec charpie sèche et poudre de calomel.

Grâce à ce traitement le chancre se répare promptement, mais le malade se plaint de maux de tête continus qui s'exaspèrent vers le soir. Il souffre d'une lassitude générale; il se fatigue très-vite lorsqu'il reste debout. Le soir, il a de grandes difficultés à atteindre son hamac; il lui semble, selon son expression, « qu'il n'a plus de bras. » Il éprouve beaucoup de peine à se mouvoir et il est forcé d'avoir recours à un camarade pour installer sa couchette, parce qu'il lui est impossible de lever ses bras au-dessus de sa tête. Il ne peut absolument pas dormir. Nous explorons minutieusement les régions de l'épaule, du coude, des poignets, des genoux, mais nous ne trouvons aucune tuméfaction à leur niveau. La pression ne nous fait pas constater des douleurs plus vives sur quelques points. C'est un endolorissement général, mais rien de plus.

Cet homme, d'une constitution herculéenne, ne présente dans son passé aucun antécédent morbide; c'est la première fois qu'il est malade.

1er novembre. — Le malade a eu hier soir une céphalalgie plus intense que d'ordinaire; il se plaint d'avoir eu un peu de fièvre pendant la nuit. Nous le découvrons et nous constatons une roséole confluente siégeant au tronc, à l'abdomen, à la partie interne des cuisses, à la face antérieure des bras et des avant-bras; l'éruption, bien que plus discrète, s'étend aussi aux parties latérales du cou.

Traitement : 1 cuill. de Van Swieten.

4 novembre. — Même état général. Anorexie complète. Pas de fièvre; le chancre se répare; les ganglions cervicaux sont très-engorgés.

8 novembre. — Le malade éprouve des douleurs sourdes dans les épaules et dans les coudes; à l'exploration de ces régions, nous déterminons une douleur vive en pressant, même très-légèrement, sur la face supérieure des acromions; l'avant-bras droit est placé dans une demi-flexion, et quand nous essayons de le ramener dans l'extension nous paraissons faire beaucoup souffrir le malade. Nous procédons alors à un examen minutieux du pli du coude, et nous constatons que la douleur est exactement limitée en un point qui correspond à l'insertion du tendon du biceps. Il y a également un point très-douloureux à la face postérieure de l'olécrâne, au niveau de l'insertion du tendon du triceps. Les membres inférieurs sont toujours « engourdis », nous dit le patient. Il ne peut s'accroupir qu'à grand'peine, et quand il a pris cette position, un point d'appui lui est absolument nécessaire pour se relever.

Traitement : 1 cuill. de liqueur de Van Swieten.

10 novembre. — Le chancre est à peu près cicatrisé; mais la place qu'il occupait est le siége d'une induration considérable, profonde; l'œdème du prépuce n'existe plus; les ganglions sont toujours aussi volumineux.

12 novembre. — Le malade accuse des douleurs sourdes dans les deux genoux. Les mouvements des articulations sont difficiles; l'extension et la flexion de la jambe sur la cuisse sont très-pénibles. Il n'y existe ni gonflement ni changement de coloration de la peau. Même état pour le reste.

13 novembre. — Les deux genoux sont devenus le siége d'une tuméfaction considérable; l'épanchement siége dans les cavités articulaires, et en comprimant la rotule, on distend notablement le cul-de-sac sous-tricipital de la synoviale.

Traitement : 2 cuillerées de liqueur de van Swieten.

14 novembre. — Même état. Le malade éprouve de la difficulté à

avaler ; en examinant sa gorge, nous découvrons une plaque opaline à la base de l'amygdale gauche ; une ulcération de même nature occupe la face interne de la lèvre inférieure, à droite. Chute des cheveux abondante. Le cœur est sain.

15 novembre. — Même état.

Traitement : larges vésicatoires en fer à cheval, au niveau des deux genoux. 2 cuillerées de liqueur de Van Swieten.

17 novembre. — Le malade dit aller mieux ; les mouvements sont moins pénibles ; les ganglions de l'aîne ont beaucoup diminué de volume.

19 novembre. — Le mieux se maintient ; l'épanchement du genou gauche a diminué notablement ; les mouvements de l'articulation sont moins pénibles. Le genou droit est moins douloureux.

Traitement : Le même.

20 novembre. — Amélioration progressive. Néanmoins la chute des cheveux persiste, et il est apparu une nouvelle plaque opaline occupant le pilier antérieur droit du voile du palais.

25 novembre. — Le malade va et vient ; la tuméfaction des genoux se réduit à fort peu de chose ; les mouvements des articulations ne déterminent plus de douleur.

29 novembre. — Le mieux s'accuse de plus en plus ; le genou droit garde cependant encore quelques traces de l'épanchement ; l'articulation sterno-claviculaire gauche est un peu tuméfiée, et douloureuse à la pression

Traitement : le même.

Du 29 novembre au 17 décembre, tous les symptômes s'amendent ; les points qui étaient si douloureux à la pression, sont aujourd'hui à peine un peu plus sensibles qu'à l'ordinaire ; les plaques opalines de la gorge, touchées avec la teinture d'iode, sont en voie de réparation. Quelques-unes des taches syphilitiques des jambes sont le siége d'une desquamation abondante, et laissent voir une surface rouge, luisante, analogue comme aspect à du tissu cicatriciel de formation récente.

20 décembre. — Le malade, entièrement guéri, demande à reprendre son service ; on signe son exeat, en lui recommandant de venir prendre chaque jour son médicament.

A partir du 1er janvier, on prescrit en sus 1 gramme d'iodure de potassium. On supprime la liqueur de van Swieten le 1er février, et on continue à faire prendre l'iodure de potassium jusqu'au 1er mars.

A notre arrivée à Toulon, trois mois après, le malade était en parfaite santé ; il ne se ressentait aucunement des douleurs qu'il avait eues, et il ne présentait aucun accident syphilitique nouveau.

Les cinq observations que nous venons de rapporter tout au long ont été recueillies par nous seuls durant notre séjour en Chine et au Japon. Nous les avons publiées telles que nous les avons prises, à une époque où les accidents rhumatismaux de la vérole nous étaient complétement inconnus. Il nous a été facile d'étudier à fond les sujets qui les ont fournies, ayant vécu plus de deux ans auprès d'eux, et les ayant examinés tous les jours. Quant au traitement, ce n'est pas nous qui le prescrivions, n'étant que médecin en sous-ordre, et nous ne désirons nullement nous l'approprier.

L'observation que nous publions ci-après, bien que moins intéressante, parce que le sujet qui nous l'a fournie avait déjà eu antérieurement des attaques de rhumatisme chronique, n'en est pas moins importante parce qu'elle nous montre le cachet spécial imprimé par la syphilis aux manifestations rhumatismales qui se produisirent après son apparition. Nous retrouvons là au complet la période prodromale sur laquelle nous avons tant insisté.

Observation VI. — Hallé Eugène, 24 ans, charretier, est couché au n° 53 de la salle Sainte-Jeanne (service de M. le docteur Moissenet).

C'est un homme d'une constitution moyenne ; il a eu à 14 ans une première atteinte de rhumatisme, qui n'a revêtu que la forme subaiguë ; à cette époque, nous dit-il, il eut dans plusieurs articulations des douleurs qui disparurent sans aucun traitement. Les pieds restèrent néanmoins un peu gonflés pendant quelques jours.

Il y a quatre ans, il ressentit de nouvelles douleurs dans les articulations tibio-tarsiennes, qui furent alors le siége d'un épanchement notable ; il souffrit également des genoux, qui ne présentèrent cependant aucune trace de tuméfaction. Il entra alors à l'hôpital Saint-Louis, où il resta près de deux mois en traitement.

Sorti complétement guéri, il fut quatre ans sans ressentir de douleurs articulaires, quand au mois de février, après avoir eu une légère écorchure de la verge à laquelle il n'attacha pas d'importance, il fut pris d'une faiblesse générale, à laquelle succédèrent bientôt des douleurs vagues mal limitées. A cette époque, «il avait toujours froid», et il souffrait surtout beaucoup des «reins». Quand il s'asseyait, il éprouvait de la peine à se remettre debout ; il ne pouvait s'accroupir ; quand il était couché sur un côté, il ne pouvait qu'à grand' peine se mettre sur l'autre côté. Les mouvements respiratoires étaient excessivement pénibles ; l'inspiration déterminait des douleurs déchirantes le long de la face antérieure du sternum. Le malade n'avait pas de fièvre ; mais son appétit était languissant et ses nuits très-mauvaises.

Dans les premiers jours du mois de mars se produisirent d'autres phénomènes intéressants. Au pourtour des rotules se développèrent de petites tumeurs, tout à fait analogues à des ganglions, mobiles comme ceux-ci sous la peau ; puis ces tumeurs perdirent peu à peu leur mobilité, s'empâtèrent et devinrent aussi consistantes que le tissu osseux avec lequel elles semblaient faire corps. Les deux rotules du malade présentent actuellement un aspect crénelé.

Des tumeurs analogues apparurent en même temps du côté du crâne ; aujourd'hui quelques-unes d'elles ressemblent à de véritables exostoses. Il en existe encore en ce moment qui sont en voie d'évolution.

Actuellement, à l'examen clinique du malade, on détermine des douleurs vives en exerçant de légères pressions au niveau des bourses séreuses, et principalement à l'olécrâne, au niveau de l'insertion du triceps brachial, au calcanéum, à l'insertion du tendon d'Achille, à l'acromion, à la face antérieure de la rotule, etc. Le malade se plaint également de souffrir beaucoup des lombes ; il éprouve de la difficulté à fléchir le tronc, et un point très-douloureux existe au niveau de l'apophyse épineuse de la deuxième vertèbre lombaire.

Lorsque le malade tousse, il éprouve des angoisses indescriptibles. L'action d'élever les bras au-dessus de la tête est totalement impossible.

Du côté du cœur, il y a un bruit de souffle très-marqué au premier temps et à la pointe.

Traitement : 1 gramme d'iodure de potassium.

Au cinquième jour de l'administration de l'iodure de potassium survient une épistaxis abondante, qui fait suspendre le médicament.

23 avril. Les deux régions olécrâniennes sont très-douloureuses au toucher. Au cœur : palpitations, souffle au premier temps et à la pointe de plus en plus accusé.

Éruption de taches rouges, livides, à la partie interne des cuisses, à l'abdomen, aux bras et à la paume des mains.

Rougeur de la gorge, gêne de la déglutition.

Traitement : 20 gouttes de teinture de colchique ; un vésicatoire à la région précordiale.

26 avril. Même état. Diarrhée. Suspension de la teinture de colchique.

29 avril. Mouvement fébrile notable. L'éruption s'est généralisée. Les douleurs au niveau des bourses séreuses sont toujours aussi vives.

6 mai. Des papules larges, circulaires, de couleur sombre, livide, disposées symétriquement, occupent les membres et le tronc. Amygdales très-tuméfiées : une ulcération de la dimension d'une pièce de vingt centimes siége à la base de l'amygdale droite.

Les poignets sont le siége de douleurs vives ; les mouvements de pronation et de supination sont très-pénibles ; un épanchement considérable, paraissant intéresser les gaînes synoviales des extenseurs des doigts, existe à la face dorsale du carpe et s'étend assez loin sur la face dorsale du métacarpe. Il n'y a rien du côté des cavités articulaires.

Les plaques de la paume des mains sont le siége d'une disquamation abondante ; elles ont l'aspect du psoriasis le plus franc.

Traitement : 25 gouttes de teinture de colchique.

15 mai. — L'état du malade ne s'est pas amélioré ; il éprouve aujourd'hui de la gêne dans l'articulation du genou gauche.

Notre observation s'arrête là, le malade ayant été évacué le 17 mai sur l'hôpital de Vincennes. Bien que très-incomplète, elle présente néanmoins beaucoup d'analogie avec celles que nous avons recueillies au

Japon. Il y a eu, il est vrai, dans ce cas particulier, des accidents cardiaques, mais nous ferons observer qu'avant de contracter la syphilis, le malade était déjà rhumatisant.

Les registres de l'hôpital de Lourcine renferment plus de cinquante cas, dans lesquels les malades ont présenté des accidents analogues à ceux que nous avons observés et décrits. Mais, comme il serait trop long de les citer tous, et qu'une pareille tâche nous entraînerait trop loin, nous nous contentons d'en extraire quelques passages que nous publions ici sous forme de notes.

Artène, Marie, 49 ans. Entrée le 25 octobre 1869 ; sortie le le 23 novembre. Chancre induré non cicatrisé. Syphilide papulo-hypertrophique des grandes lèvres ; érosions à l'anus ; se plaint d'une faiblesse générale qui dure depuis trois semaines. Les genoux sont douloureux.

3 novembre. — Hydarthrose du genou droit. Sort guérie.

Anthoine, Victoire, 22 ans. Entrée le 22 septembre 1868. Chancre induré ; accidents secondaires multiples ; faiblesse générale depuis quelques jours.

6 octobre. — Se plaint d'une très-vive douleur à la pression au niveau des dernières côtes droites.

21. — Il s'est produit, au-devant de la rotule gauche, une saillie de la largeur d'une pièce de cinq francs, très-sensible à la pression, de couleur brunâtre, et assez semblable, au premier aspect, à de l'érythème noueux.

22. — Il s'est formé depuis hier une lésion analogue à l'autre genou.

23. — Depuis quelques jours, douleurs dans le bras droit et dans l'épaule droite. La douleur de l'épaule droite est très-vive depuis hier soir ; les points qu'elle occupe sont la partie supérieure de la voûte acromiale et l'apophyse coracoïde. D'autres points très-dou-

loureux existent au coude, au niveau du tendon du biceps et à la partie postérieure de l'olécrâne. La malade ne peut ni lever le bras ni étendre l'avant-bras sur le bras. Insomnie complète.

24. — L'épaule droite va mieux; la douleur est circonscrite aujourd'hui au niveau de la coulisse bicipitale.

25. — Nouvelle douleur depuis hier soir au niveau de l'épicondyle de l'humérus gauche et de la tête du radius. Le bras droit va mieux. Il reste un peu de sensibilité à la pression au niveau de la coulisse bicipitale. La douleur est la même au niveau de l'épicondyle gauche, avec suffusion rosée légère, et le creux normal qui sépare l'olécrane de l'épicondyle (très-apparent à l'autre bras) n'existe plus de ce côté. Rien dans l'articulation du coude gauche ni dans l'articulation radio-cubitale supérieure. Apyrexie.

27. — Le coude gauche va beaucoup mieux. La tuméfaction d'hier a disparu.

28. — Douleur sur le côté interne du radius dans son quart inférieur, au point où il est contourné par les tendons du pouce. Douleur très-vive à ce même point quand on fléchit fortement le pouce dans la paume de la main. La douleur de l'épaule est revenue. Rien au cœur. Les lésions du genou ont à peu près disparu. Les douleurs du poignet droit et de l'avant-bras droit persistent; elles ne paraissent pas siéger dans les tendons des extenseurs et long abducteur du pouce; la pression de ces tendons au-dessous de l'apophyse styloïde du radius n'est point douloureuse. La tuméfaction est toujours assez marquée au niveau du quart inférieur du bord externe de l'avant-bras. La douleur paraît siéger dans le périoste radial.

29. — Aujourd'hui les souffrances de la malade sont plus supportables; elle a cependant encore de la peine à lever les bras.

30. — Douleur au genou gauche depuis hier, siégeant au condyle fémoral externe sur une très-petite étendue. La marche est pénible, la flexion de la jambe plus pénible encore.

31. — La malade ne soufre plus; le radius est moins gonflé; elle ne peut encore porter le bras au-dessus de la tête.

2 novembre. — La malade commence à pouvoir élever les bras; elle ne souffre plus.

5 novembre. — Exeat. Le traitement n'a pas été suivi régulièrement.

La patiente rentre le 12 janvier : syphilide vulvaire, alopécie.

14 janvier. — Douleur de l'épaule droite, qui l'empêche de lever

le bras, localisée sur le tiers externe de l'omoplate, à la voûte acromio-coracoïdienne. Rien dans l'articulation.

1er février. — La malade sort guérie.

Alban Rose. 23 ans. Entrée le 14 avril 1868. Plaques muqueuses de la vulve et de l'anus. L'infection date de deux mois. Elle dit avoir maigri et perdu ses forces. Elle a eu des douleurs dans le genou gauche et de temps en temps des frissons et de la fièvre pendant la nuit. Elle sort guérie le 25 mai, et rentre le 25 août suivant, pour des plaques muqueuses de la gorge, et des douleurs vagues dans tous les membres. Le traitement est suivi régulièrement. Elle sort guérie le 14 septembre.

Alard Clarine. 18 ans. Entrée le 11 janvier 1870. Syphilide vulvaire et amygdalienne.

30 janvier. — Se plaint de battements de cœur depuis hier. Fièvre la nuit.

3 février. — Douleurs vives dans les jambes.

5. — Fièvre continue. Douleurs dans les tibias. L'appétit n'est que peu diminué.

11. — Douleurs dans tous les membres, dans les genoux, dans les coudes depuis hier.

13. — Fièvre violente dans la nuit. Insomnie. Battements de cœur. Les douleurs articulaires sont très-accusées, surtout à la pression.

14. — La malade accuse encore des douleurs au niveau de plusieurs articulations qui ne sont pas tuméfiées. Battements de cœur fréquents. Souffle doux à la base. Murmure continu dans les vaisseaux du cou. Ondulations vibratiles des parties latérales du cou, au niveau des vaisseaux.

15. — Les articulations sont moins douloureuses.

21. — Les douleurs ont à peu près disparu; mais les battements de cœur persistent.

22. — Syncope ce matin. Pâleur considérable. Battements de cœur.

25. — Amélioration sensible. La malade accuse depuis trois jours une douleur dans le genou gauche, et après examen, on constate que la douleur siége dans le fémur au-dessus de l'articulation, presque au milieu de sa hauteur. Battements de cœur. A la palpation, impulsion moyenne du cœur. De temps à autre irrégularité

caractérisée par ce fait qu'une pulsation très-brève en suit une autre ; après quoi, pause. Souffle vasculaire.

1er avril. — Les douleurs disparaissent. Les battemens de cœur persistent.

La malade sort en permission et ne rentre pas.

Céline Biat entre le 30 janvier 1872. Syphilide papulo-érosive aux grandes lèvres, aux plis génito-cruraux, au périnée et à l'anus. Insomnie. Anorexie. Douleurs vagues. Alopécie.

1er février. — Douleurs dans les genoux. Pas d'épanchement. Sensibilité à la pression au niveau de la rotule, des ligaments et plus spécialement au fémur sur une grande hauteur. La malade se plaint de douleurs dans le poignet droit et ne peut serrer; sensibilité des apophyses épineuses dans presque toute la hauteur du râchis.

2. — Accès fébrile dans la journée d'hier; l'accès s'est continué jusqu'à une partie avancée de la nuit. Froid initial pendant cinq heures, puis chaleur excessive avec sueurs.

3. — Pas de fièvre hier : cette nuit, douleurs dans les genoux et les coudes ; sensibilité à la pression des extrémités articulaires correspondantes et du fémur.

10. — Les tendons des biceps sont très-douloureux ; la malade se plaint de douleurs dans les genoux. Pas d'épanchements. Douleurs aux condyles fémoraux, aux tubérosités tibiales ; au-devant de la rotule gauche, la pression donne une sensation d'amidon écrasé.

14. — La malade quitte l'hôpital à peu près guérie.

Aimée Blanchard, 23 ans. Entre à Lourcine le 5 mars 1872. Syphilide papuleuse de la vulve. Plaques opalines à l'amygdale gauche; lassitude générale.

10 mars. — Douleurs aux deux épaules, dans les mouvements d'élévation, paraissant siéger au niveau de l'articulation acromio-claviculaire. Insomnie. Chute des cheveux.

Sort guérie le 2 avril.

Clémence Blemay, vingt-quatre ans. Entre le 14 juillet 1874. Syphilis datant de trois mois. Actuellement syphilide papulo-squameuse des bras, des jambes et du dos. Plaques opalines de l'amygdale gauche. Psoriasis palmaire. Au tiers inférieur de la face interne du tibia gauche, petit soulèvement très-douloureux, fluctuant, déplaçable. Sans avoir jamais présenté d'accidents rhumatismaux, sans qu'elle en indiquât l'existence dans sa famille, elle raconte qu'à peu près au même moment où apparut la syphilis, elle souffrit de douleurs articulaires des genoux ; ces douleurs étaient irrégulières, disparaissant par le repos pour revenir avec l'exercice, ne présentant pas d'exacerbations nocturnes. Il existe dans les articulations des deux genoux un épanchement peu abondant, mais permettant de constater le soulèvement de la rotule. La malade prétend avoir eu, au début de sa maladie, une tumeur du dos de la main droite et une fluxion de l'annulaire de la même main. On constate aujourd'hui une collection séreuse sur la face dorsale de la main droite, à bords très-irréguliers, paraissant exister dans les gaînes des extenseurs. La malade se plaint en outre d'avoir eu pendant longtemps de la fièvre la nuit. Sur la rotule gauche, vers le bord droit et le bord gauche, il y a deux petites périostoses pisiformes, dures et douloureuses. Sur la crête du tibia du même côté, autres périostoses.

Sort guérie le 10 août.

Baly, Marie, dix-neuf ans, entre à Lourcine le 23 mars 1868. Elle fait remonter sa maladie à trois semaines. Plaques muqueuses anales. Syphilide polymorphe sur le corps.

1er avril. — Depuis huit jours, douleur au genou gauche. Cette douleur est continue, spontanée ; elle s'exaspère par les mouvements et la palpation. On trouve de la sensibilité à la pression dans tout le quart inférieur de la cuisse ; il n'y a pas de rougeur ni de tuméfaction. La marche est difficile ; la malade ne peut plier le genoux.

15. — Depuis deux jours, le genou droit est douloureux.

29. — Douleur au bras gauche ; le genou gauche est douloureux. Par la pression, douleur au niveau de l'épicondyle.

9 mai. — La douleur du coude persiste.

9 juin. — Hydarthrose bien caractérisée du genou gauche.

La malade sort guérie le 18 juillet.

Les manifestations rhumatismales, bien qu'admises aujourd'hui comme accidents de la période secondaire de la vérole par la plupart des syphilographes les plus distingués, ne sont cependant pas acceptées de tous. Nous trouvons dans une thèse faite sous les auspices de M. Desprez, agrégé de cette Faculté, la plupart des objections qui ont été soulevées pour combattre la spécificité des accidents rhumatismaux. Nous allons donc essayer de réfuter ces objections; notre tâche ne nous présentera pas beaucoup de difficultés, puisque nous avons pour nous l'opinion de presque tous les hommes compétents en la matière; et, d'ailleurs, il nous semble que tout ce qui a été objecté tombe devant les faits relatés dans nos observations.

M. le docteur Guignard, dans sa thèse inaugurale[1], examine et discute les cas cités par MM. Lancereaux et Virchow dans leurs *Traités de la syphilis;* il ne voit pas dans leurs observations de véritable rhumatisme syphilitique : pour lui, il y a seulement coïncidence des deux diathèses, et pour appuyer l'opinion qu'il avance, il rapporte le résumé de trente-huit observa-

1. *Étude sur les arthropathies rhumatismales dans le cours de la syphilis secondaire*, par V. Guignard. Thèse de Paris. 1870 (n° 179).

tions recueillies dans le service de M. le docteur Desprez, en 1869. Il essaye de montrer que dans la plupart des cas qu'il publie, les malades avaient des antécédents rhumatismaux et que plusieurs d'entre eux avaient présenté dans leur jeunesse tous les attributs de la scrofule. « Pour résumer les causes, dit M. Guignard, qui donnent naissance à la manifestation de la diathèse rhumatismale chez les syphilitiques, disons qu'il n'existe pour nous que deux grandes causes: l'une prédisposante, c'est l'altération générale de la santé par toutes les causes détériorantes; l'autre, c'est le refroidissement, seule cause véritablement occasionnelle. »

Nous ne pouvons, dans les cas que nous avons observés, admettre comme cause de production du rhumatisme l'action débilitante de la syphilis. Nos malades étaient tous des hommes très-vigoureux, qui n'ont jamais présenté de phénomènes d'anémie durant le cours de la maladie, et qui ont parfaitement résisté aux coups de la syphilis. Si les manifestations locales les ont forcés à suspendre pendant quelque temps leurs services, leur état général a toujours été excellent.

Nous n'admettons pas davantage le refroidissement comme cause occasionnelle. Comment pourrions-nous le faire, en effet, quand nous réfléchissons à ce dont nous avons été témoin à bord de notre navire. Pendant une campagne de plus de deux ans, sur quatre cents matelots qui composaient l'équipage, un seul, non contagionné, fut atteint de rhumatisme articulaire aigu, tandis que sur six qui contractèrent la syphilis pendant le même laps de temps, cinq présentèrent des accidents rhumatismaux. L'action du froid ne peut donc entrer en ligne de compte, puisque les conditions hygiéniques étant les mêmes pour tous, ceux-là seuls présentèrent des manifestations rhumatismales qui contractèrent la vérole dans le cours de la campagne. Ajoutons, en passant, que nous n'eûmes jamais l'occasion d'observer rien de pareil chez les syphilitiques anciens, qui étaient nombreux à bord.

M. Guignard nie encore l'existence du rhumatisme syphilitique en s'appuyant sur ce que, dans ses observations, les manifestations secondaires rhumatismales n'ont pas apparu à une époque fixe de la diathèse. Voici du reste comment il s'exprime à ce sujet :

« Disons d'abord que ces accidents n'apparaissent pas à une période déterminée de la syphilis, et qu'ils ne paraissent pas, par conséquent, être rangés comme les autres manifestations de la même diathèse à une place déterminée, où on devrait les trouver toujours. Loin de là, le rhumatisme syphilitique se rencontre à des époques plus ou moins éloignées du début de la syphilis, ce qui prouve jusqu'à un certain point son indépendance de l'affection avec laquelle elle ne fait que coïncider. »

A ceci, nous répondrons que nous avons toujours observé le rhumatisme syphilitique au début de la période secondaire. Nos cinq observations l'attestent; et on peut voir d'ailleurs, par celles que nous avons extraites des registres de l'hôpital de Lourcine, que les manifestations rhumatismales s'étaient déclarées au début de la diathèse.

Quant au cas de rhumatisme qui surviennent à une époque avancée de la maladie, sans rien préjuger de leur nature, nous nous rangerions volontiers à l'opinion de M. Guignard. Pour nous, pas plus que pour lui, ils n'ont rien de bien probant, et ce n'est pas d'eux qu'il s'agit ici.

Les observations de M. Guignard, telles qu'il les a publiées, ne sont pas de nature en effet à faire croire à la spécificité du rhumatisme dans la période secondaire; nous n'avons vu, en les parcourant, que des lésions articulaires peu caractéristiques survenant presque toujours chez des sujets en puissance de diathèses auxquelles le rhumatisme est souvent imputé.

« Les symptômes que l'on observe dans le rhumatisme syphilitique, dit-il, et qu'on a pu étudier avec le plus grand détail dans les observations que nous avons données, ne diffèrent presque pas des symptômes que présentent les affections rhumatismales pures, et si l'on a cité quelquefois le peu de fièvre ou même son absence, cela prouve seulement le peu de gravité des lésions ou des altérations fonctionnelles qui n'avaient pas assez de retentissement dans l'économie entière pour susciter un mouvement fébrile, et que la marche du rhumatisme étant subaiguë, ce que la maladie gagnait en durée, en longueur, elle le perdait en intensité. »

Nous nous sommes appesantis longuement sur les caractères propres au rhumatisme syphilitique; aussi croyons-nous pouvoir nous dispenser de les rappeler ici. On a pu voir facilement que ces caractères, surtout lorsqu'ils sont réunis, ne permettent aucun doute sur la nature des accidents que l'on a sous les yeux.

Plus loin, M. Guignard exprime résolument son opinion :

« En combattant, dit-il, l'idée du rhumatisme syphilitique, qu'on se garde bien de croire que nous voulions nier l'influence que la syphilis exerce comme cause importante d'ordre pathogénique. Si l'on veut admettre le rhumatisme syphilitique au même titre qu'on admet les douleurs ostéocopes, les altérations organiques des tissus de nature syphilitique; si on veut l'admettre comme formant partie intégrante du cortége des accidents consécutifs de la syphilis, nous le nions énergiquement.

« Si au contraire on admet que la syphilis peut influer sur le développement, sur la genèse du rhumatisme au même titre que d'autres causes détériorantes et de déchéance de l'organisme, nous l'admettons volontiers et c'est là l'opinion que nous soutenons. »

Cette opinion est tout à fait contraire à la nôtre. En effet, est-il possible de croire, quand au *début de la période secondaire* de la syphilis, des accidents tels que des myosites, des périostites, des périostoses, des synovites, des hydarthroses se développent en même temps sur un même sujet, est-il possible de croire, disons-nous, que, de ces accidents, les uns sont dûs à une cause qui serait la syphilis, les autres à une autre cause qui serait le rhumatisme?

Nous ne voyons à un pareil cortége de lésions d'un même système anatomique qu'une seule cause, et cette cause pour nous est la vérole.

Traitement. — Enfin la preuve la plus convaincante en faveur de la cause que nous défendons, c'est celle que nous fournit le traitement spécifique. Quand on soumet les malades à l'épreuve thérapeutique, et que sous l'influence d'un traitement approprié par les mercuriaux et l'iodure de potassium, on voit disparaître très-rapidement des accidents qui auparavant avaient résisté à toute espèce de médication, on est bien forcé de reconnaître la spécificité des manifestations que l'on a combattues.

Le premier cas de rhumatisme syphilitique que nous eûmes occasion de voir, fut pris pour du rhumatisme vulgaire par notre médecin principal et par nous; les préparations de colchique et d'aconit furent administrées; les articulations frictionnées par les liniments les plus divers et soustraites aux influences atmosphériques par une épaisse couche de ouate; la maladie restait stationnaire. Mais du jour où des accidents spécifiques bien caractérisés nous indiquèrent nettement le traitement à suivre, nous fûmes fort étonnés de voir rapidement disparaître les manifestations rhumatismales en même temps que les autres accidents syphilitiques.

Le cas du jeune homme de Yoko-Hama, que nous avons cité dans le courant de ce travail, n'est-il pas de nature à lever de suite tous les doutes chez ceux qui hésiteraient encore à reconnaître la nature syphilitique du rhumatisme, en tant qu'accident secondaire?

Et maintenant si nous nous demandons pourquoi les formes rhumatismales de la syphilis, relativement rares en France, sont si fréquentes dans les régions où nous les avons observées, nous croyons trouver une partie de la solution du problème dans l'extrême humidité qui règne constamment sur les côtes de la Chine et du Japon. Nous avions d'abord l'intention de faire suivre ce paragraphe de quelques observations psychrométriques prises au hasard dans les registres des observations météorologiques du bord; mais cela nous eût entraîné trop loin. Contentons-nous de dire que l'atmosphère contient le plus souvent une quantité de vapeur d'eau voisine de son point de saturation. Ajoutons encore que les variations brusques de température sont fréquentes dans l'extrême Orient; ainsi, nous avons vu à Schang-Haï, au mois de mai 1873, la température descendre en quelques heures de 39 degrés centigrades à 11 degrés. Bien que de pareilles perturbations de l'atmosphère ne se voient pas très-souvent, il n'en est pas moins vrai qu'elles se présentent, et qu'il est très-commun d'en observer de moins extraordinaires.

Cet état d'excessive humidité de l'air, ces changements brusques de température sont-ils les seules causes qui favorisent la production du rhumatisme dans la période secondaire de la vérole? Nous ne le croyons pas. Comme nous l'avons déjà dit, comment expliquer qu'il n'y ait eu qu'un seul cas de rhumatisme articulaire aigu sur quatre cents hommes d'équipage, tous soumis aux mêmes conditions défavorables, et que sur six cas de syphilis, cinq aient revêtu la forme rhumatismale? Il y a là, dans l'étiologie de l'affection qui nos occupe, une lacune que nous n'essayerons pas de combler.

Du reste, la syphilis se comporte-t-elle toujours de la même manière dans les différentes parties du monde? Assurément non. Les faits que nous avons observés le démontrent surabondamment. Le virus syphilitique introduit dans l'organisme ne subit-il pas d'importantes modifications dans son évolution, au milieu de climats opposés, chez les différents peuples, chez les diverses races humaines? La maladie présente-t-elle toujours les mêmes symptômes, les mêmes lésions, la même gravité? Ce sont là autant de questions qui n'ont guère fixé jus qu'à présent l'attention des observateurs modernes et qui pourtant méritent bien une solution.

L'auteur d'une excellente thèse[1] sur la syphilis observée en Orient, M. Poyet, a essayé de montrer quelles modifications apportaient au développement de la syphilis le climat et la position des lieux. Il a vu que l'apparition des accidents secondaires était en quelque sorte subordonnée à la nature des climats, du moins quant à son époque.

« Nos observations climatologiques, dit-il, nous permettent de dire que la transition bien caractérisée de l'état primitif à l'état secondaire nous a paru en général, dans sa période la plus rapprochée, se faire rarement avant un mois pour les pays froids et humides et avant trois ou quatre mois pour les pays chauds et secs. »

Pour lui, un climat froid et humide hâterait donc l'évolution de la diathèse, tandis qu'un climat chaud et sec la retarderait. De plus, chacune de ces deux espèces de climat imprimerait aux accidents syphilitiques des caractères spéciaux et franchement différents. « Les syphilides bulleuses semblent le fait des lieux chauds et secs, dit-il, et les syphilides pustuleuses celui des lieux bas et humides. Ce sont évidemment les symptômes les plus répandus. Après les syphilides, les accidents qui dominent le plus, nous pouvons le dire, sont incontestablement les douleurs syphilitiques, douleurs ostéocopes, douleurs nocturnes, douleurs syphilitiques péri-articulaires, névroses syphilitiques, névralgies sy-

1. *De la syphilis envisagée sous le rapport des mœurs orientales*, par C. F. Poyet. Thèse de doctorat, 1860.

philitiques. Il est peu de personnes habitant les lieux bas et humides qui n'en soient affectées. »

Le passage précédent semble montrer que M. Poyet a rencontré dans des climats analogues à ceux où nous avons observé, les accidents que nous avons décrits. Le terme de douleurs syphilitiques dont il se sert était très-vague à l'époque où il écrivait; il servait à désigner tout un ensemble de symptômes que l'on ne pouvait facilement expliquer, symptômes appartenant presque tous à des lésions de l'appareil de la locomotion. Il est du reste plus explicite dans le passage suivant : « Dans tous les climats doux et tempérés, les lésions du tissu fibreux et osseux nous ont paru généralement rares; les pays balayés par les vents en montrent également fort peu d'exemples; et ce n'est que dans les contrées sujettes à la chaleur du jour et à la fraîcheur des nuits que l'on observe plus fréquemment cette forme de l'état tertiaire. On peut admettre en général qu'elles dominent dans les lieux bas et humides, où les fonctions de la peau sont peu activées. »

Quoique les observations de M. Poyet soient de nature à corroborer les nôtres, et qu'elles semblent confirmer notre opinion sur l'étiologie de rhumatisme syphilitique, nous ne prétendons pas connaître la véritable cause de la grande fréquence des manifestations rhumatismales de la syphilis chez les sujets qui ont contracté cette maladie dans les parages de la Chine et du Japon. La question est trop complexe pour que nous cherchions à la résoudre; nous laissons ce soin à des observateurs plus autorisés.

Les observations qui nous ont inspiré ce travail viennent prouver une fois de plus que la syphilis est une maladie insidieuse, capable de revêtir les formes les plus variées; aussi, avant d'aborder les conclusions, répétons ce qu'ont dit de nos jours deux médecins distingués, MM. Monneret et Louis Fleury :

« Nous pensons que le médecin ne peut exercer avec quelque succès l'art de guérir, s'il ne possède complétement toutes les connaissances qui se rattachent à l'histoire de la syphilis. »

CONCLUSIONS.

Terminons cette étude en disant :

1° Que le rhumatisme syphilitique doit prendre place dans le cadre nosologique des nombreuses manifestations de la vérole ;

2° Qu'il existe en France, et qu'il y est beaucoup plus fréquent que le silence des auteurs ne le laisserait supposer ;

3° Qu'il se rencontre presque toujours à la période secondaire de la syphilis, dans les parages de la Chine et du Japon;

4° Qu'il se distingue par des caractères bien tranchés du rhumatisme vulgaire et du rhumatisme blennorrhagique.

5° Qu'il cède rapidement au traitement spécifique.

Imprimerie A. PARENT, rue Monsieur-le-Prince, 31, à Paris.

Paris.—Typ. A. PARENT, imprimeur de la Faculté de Médecine, r. M.-le-Prince, 29-31

www.ingramcontent.com/pod-product-compliance
Ingram Content Group UK Ltd.
Pitfield, Milton Keynes, MK11 3LW, UK
UKHW021601260726
13993UKWH00002B/979